Ma petite mémoire

Alice Amyot

Avec la collaboration de
Josée Morissette

Ma petite mémoire

5e édition

Consultation

Claudia Demers
Collège de Valleyfield

Renée Parent
Collège Édouard-Montpetit

DÉCARIE ÉDITEUR

Catalogage avant publication de Bibliothèque et Archives nationales du Québec et Bibliothèque et Archives Canada

Amyot, Alice, 1969-
    Ma petite mémoire
    5e éd.
    Comprend des réf. bibliogr.
    ISBN 978-2-89137-508-5

    1. Soins infirmiers - Guides, manuels, etc. 2. Médecine - Guides, manuels, etc. 3. Médecine - Terminologie. 4. Médecine - Abréviations. I. Morissette, Josée, 1969-   . II. Titre.

RT21.A59 2010   610.1'4   C2010-940246-4

Canada   *Nous reconnaissons l'aide financière du gouvernement du Canada par l'entremise du Fonds du livre du Canada pour nos activités d'édition.*

Société
de développement
des entreprises
Québec   *Nous sommes également reconnaissants de l'aide du gouvernement du Québec dans le cadre du Programme de crédit d'impôt pour l'édition des livres – Gestion SODEC.*

Montage et couverture : Folio infographie
Correction d'épreuves : Julie Lalancette
Image en couverture : ©iStockphoto

Dépôts légaux : Bibliothèque et Archives nationale du Québec,
                3e trimestre 2010
                Bibliothèque et Archives Canada, 3e trimestre 2010

2e impression : 3e trimestre 2011

© 2010 Les Éditions Saint-Martin inc.
7333, place des Roseraies, bureau100
Anjou (Québec) H1M 2X6
Tél. : 514-745-4290
Télec. : 514-745-4899
info@stmartin-decarie.com
www.stmartin-decarie.com

Imprimé au Canada en août 2011

Avant-propos

La cinquième édition de *Ma petite mémoire* est destinée aux étudiants inscrits aux programmes des Sciences de la santé.

De conception simple et claire, ce *vade-mecum* se veut un compagnon inséparable de l'étudiant en soins infirmiers, qui y trouvera différentes notions lui permettant d'assurer des soins infirmiers sécuritaires au cours de son travail quotidien.

De plus, il permettra à l'élève à inscrire des notes aux dossiers, et ce, grâce aux différentes définitions, aux nombreuses abréviations et à la plus récente terminologie qui s'y trouvent.

Table des matières

1

VOCABULAIRE

Domaine cognitif

Abréger	Actionner	Adapter
Additionner	Agencer	Améliorer
Analyser	Annoter	Apparenter
Apparier	Appliquer	Apprécier
Appuyer	Associer	Calculer
Changer	Choisir	Citer
Clarifier	Classer	Cocher
Combiner	Commenter	Compiler
Compléter	Composer	Concevoir
Concilier	Conclure	Considérer
Constituer	Construire	Convertir
Corriger	Critiquer	Décider
Décomposer	Déduire	Défendre
Définir	Démonter	Dériver
Désigner	Dessiner	Déterminer
Développer	Différencier	Dire
Discerner	Discuter	Disposer
Dissocier	Distinguer	Diviser
Donner	Écrire	Effectuer
Élaborer	Émettre	Employer
Encercler	Énoncer	Énumérer
Esquisser	Estimer	Établir
Évaluer	Exécuter	Expliquer
Exposer	Exprimer	Extrapoler
Faire	Former	Formuler
Fournir	Généraliser	Grouper
Identifier	Illustrer	Imaginer
Indiquer	Inscrire	Insérer
Interpréter	Isoler	Juger
Justifier	Lire	Localiser
Marquer	Mentionner	Mettre
Modifier	Montrer	Multiplier
Narrer	Nommer	Noter
Opérer	Opposer	Ordonner
Organiser	Partager	Préciser

Préparer
Prouver
Rassembler
Réarranger
Reconstruire
Réduire
Regrouper
Remanier
Réorganiser
Représenter
Restructurer
Retracer

Présenter
Raconter
Rattacher
Réciter
Rectifier
Réécrire
Relater
Remplacer
Répartir
Reproduire
Rétablir
Réunir

Produire
Rapporter
Réaliser
Reconstituer
Rédiger
Régler
Relever
Remplir
Répéter
Résoudre
Retoucher

Domaine psychomoteur

Affranchir
Agencer
Bâtir
Cacheter
Changer
Corriger
Ébaucher
Écrire
Édifier
Effectuer
Élever
Emballer
Employer
Envelopper
Esquisser
Établir
Étaler
Exécuter
Démonter
Dessiner

Fabriquer
Faire
Fixer
Former
Installer
Lier
Manipuler
Mettre en contact
Mettre en marche
Mettre en ordre
Modifier
Monter
Nettoyer
Percer
Perforer
Peser
Placer
Préparer
Provoquer
Raccorder

Ranger
Rassembler
Rattacher
Refaire
Relire
Remplir
Remuer
Réparer
Repérer
Résoudre
Retaper
Réunir
Supprimer
Susciter
Terminer
Tirer
Transformer
Utiliser
Vérifier

MOTS DÉCRIVANT DES ÉMOTIONS

Haine	Désagréable, amer, repoussant, odieux, détestable, méprisable, aversion, répugnant, dégoûtant, abominable, coupable, ressentiment, querelleur, rancunier, violent.
Peur	Terrifié, effrayé, anxieux, craintif, troublé, soucieux, stupéfait, alarmé, appréhension, préoccupé, bloqué, timide, timoré, ombrageux, inquiet, affolé.
Colère	Sensible, offensé, enragé, coléreux, hostile, insulté, vexé, tourmenté, hors de soi, agressif, étouffé, rancunier.
Bonheur	Heureux, gai, joyeux, chanceux, fortuné, ravi, content, satisfait, comblé, rayonnant, audacieux, calme, confiant, éveillé, émerveillé, enthousiaste, fier.
Amour	Amoureux, fou d'amour, admiré, affectueux, sensible, aimable, tendre, dévoué, attaché, passionné, estimé, compréhensif.
Désappointement	Ennuyé, malheureux, insatisfait, frustré, désillusionné, blessé, rejeté, écrasé, désolé, diminué, mécontent.
Tristesse	Malheureux, éploré, peiné, froissé, déprimé, tourmenté, angoissé, désolé, pessimiste, mélancolique, en deuil, découragé, déçu, dépité, désemparé, infériorisé.
Confusion	Mêlé, rempli de doute, bouleversé, confondu, désarçonné, renversé, incertain, indécis, perplexe, embarrassé.
Autre	Curieux, dégagé, dépendant, excité, forcé, gêné, habile, hésitant,

impuissant, impulsif, indifférent,
inquiet, insensible, intéressé, jaloux,
libre, méfiant, nerveux, nonchalant,
paisible, craintif, réservé, résistant,
révolté, rigide, sous-estimé, surpris,
sympathique, tendu, tranquille, traqué,
vulnérable.

EXAMEN PHYSIQUE

Démarche de soins

**Collecte
des données**

Adaptation à la situation clinique ;
Fait à partir :
- ✓ de l'histoire de santé ;
- ✓ des diagnostics médicaux ;
- ✓ des résultats des tests et des
  examens diagnostiques ;
- ✓ de l'examen physique et de la grille
  d'évaluation (selon le cas).

**Analyse et
interprétation
des données**

Émission des hypothèses ;
Validation des hypothèses
avec le client ;
Constats de l'évaluation.

**Planification
des interventions**

Détermination du plan
d'intervention en collaboration
avec le client en établissant les
priorités de soins et de suivi ;
- ✓ Documentation du plan de soins,
  du PTI et du PSTI, s'il y a lieu.

**Interventions
infirmières**

Exécution des directives
infirmières du PTI ;
Supervision et transmission des
directives aux autres membres de
l'équipe de soins, au client et à ses
proches.

Évaluation des résultats et réajustement des interventions infirmières	Évaluation des résultats; Comparaison avec les résultats escomptés; Ajustement du plan de soins, du PTI et du PSTI, s'il y a lieu.

Généralités

Âge, sexe, asymétrie, grimace de douleur, incoordination, maigreur, maintien, mouvement du corps, pâleur, position.

Apparence	Apathique, cyanosée, dénutrie, émaciée, euphonique, gaie, ictérique, indifférente, inquiète, maigre, nerveuse, obèse, teint pâle, semble hors de la réalité.
Appétit	Anorexie, boulimie, excellent, insatiabilité, pauvre, perversion de F. ou pica, polyphagie, polydipsie.
Attitude	Agressive, anxieuse, angoissée, apathique, craintive, déprimée, gaie, heureuse, idée fixe, indifférente, introvertie, méfiante, obsédée, optimiste, soupçonneuse.
Langage	Aphasique, articulé, criard, décousu, dysphasique, étouffé, faible, hésitant, incohérent, interrompu, loquace, nasillard, rauque, volubile, marmonnement, mutisme.
Sommeil	Agité, insomnie, peu réparateur.
Voix	Aphone, rauque, enrouée, voilée, éraillée, caverneuse.

Signes vitaux

Pouls

Fréquence		
Nouveau-né	100 à 170	batt./min
6 mois à 1 an	90 à 130	batt./min
5 ans	70 à 110	batt./min
10 ans à adulte	60 à 100	batt./min

Rythme : Régulier, irrégulier.

Localisation : Apical, brachial, carotidien, cubital, fémoral, pédieux, poplité, radial, temporal, tibial.

Qualité : Bondissant, dicrote, filant, rapide, imperceptible, lent.

Anomalies ou maladies : Arythmie, bradycardie, tachycardie.

Respiration

Fréquence		
Nouveau-né	30 à 60	resp./min
1 an	20 à 40	resp./min
6 ans	16 à 22	resp./min
10 ans	16 à 20	resp./min
Adulte	12 à 20	resp./min

Expiration, inspiration avec ou sans effort.

Rythme : Régulière, irrégulière.

Qualité : Profonde, superficielle.

Type : de Cheyne-Stokes, de
de Biot, de Kussmaul, de
l'agonie.

Anomalies Apnée, bradypnée,
ou maladies : dyspnée, hyperpnée,
orthopnée, polypnée,
tachypnée, paradoxale,
abdominale, ataxique,
hyper ou hypoventilation,
stertoreuse, tirage,
halitose, asphyxie, toux.

Tension artérielle

Tension artérielle	
Nouveau-né	73/55
1 an	90/56
6 ans	96/57
9 ans	100/61
Adulte	121/70

Diastolique, différentielle, systolique.

Anomalies Hypotension,
ou maladies : hypotension
orthostatique,
hypertension.

Température

Normalité		
voie	°F	°C
Buccale	98,5	37
Axillaire	97,5	35,5
Rectale	99,5	37,5

Conversion de la température
de °F en °C et inversement :
• pour obtenir des Celsius :
$(°F - 32) \times {}^5/_9$
• pour obtenir des Fahrenheit :
$(°C \times {}^9/_5) + 32$

	Normalité :	Apyrétique, normothermie, température inférieure à 38 °C prise par voie rectale.
	Anomalies ou maladies :	Hyperthermie ou fièvre, hypothermie. Fièvre décroissante, continue, intermittente, nocturne, rémittente, récurrente.
Saturation	L'oxymètre de pouls (saturomètre) permet de mesurer le taux de saturation en oxygène dans le sang artériel.	
	Normalité :	97 à 98 %

Autres mesures

Taille	Centimètres ou pieds
Poids	Kilogrammes ou livres
Indice de masse corporelle	Voir la section Nutrition

Peau, cheveux et ongles

Peau	Coloration :	Cyanosée, pâle, jaunâtre ou ictérique, marbrée. Présence d'ecchymose, de contusion, d'érythème ou d'hématome.
	Aspect :	Déshydratée, douce, desquamée, moite,

	ridée, rugueuse, rude, sèche, chaude, froide, grasse, humide, lisse, épaisse, présence de milium.
Pigmentation :	Hypopigmentation, décolorée, hyperpigmentation, rouge, clalre, etc.
Anomalies ou maladies :	Calleuse, lacérée, crevassée, meurtrissure, éruption cutanée (macule, papule, pustule, vésicule), brulure, ulcère, fanon, nævus, tâche mongolienne, tache de saumon, tâche de vin, hémangiome, présence de lésions cutanées, pétéchies. Acné, prurit, purpura, eczéma, impétigo, candidose, dermatite de contact, teigne, psoriasis, carcinome, zona, etc.
Plaie	Couleur, forme, grandeur, localisation, profondeur, écoulement, odeur.
Aspect :	Œdématie, contaminée, infectée, propre, ouverte, purulente, inflammée, suintement, rapprochement des lèvres, écoulements,

		avec points, indurée, suppurative.
	Par :	Incision, contusion, lacération, perforation, etc.
	Anomalies ou maladies :	Escarres de décubitus, ampoule, phlyctène, vésicule, ulcère, cicatrice, éruption, œdème, plaie, macule, tâche, plaque, papule, vésicule, bulle, kyste, pustule, nodule, croûte, squame, lichénification, chéloïde, excoriation, fissure, érosion, etc.
	Stade I :	Érythème
	Stade II :	Lésion cutanée moyenne
	Stade III :	Perte de peau en profondeur
	Stade IV :	Détérioration importante, nécrose
Cheveux	Coloration :	Bruns, blonds, roux, noirs, gris, blancs, colorés, décolorés.
	Aspect :	Brillants, gras, mêlés, négligés, propres, secs, teints, ternes.

	Texture :	Fins, épais, raides, bouclés, crépus, etc.
	Anomalies ou maladies :	Alopécie, calvitie, pellicules, pédiculose, teigne, parasites, lentes, poux, phtiriase.
Ongles	Coloration :	Rosés, cyanosés.
	Aspect :	Taillés ou rongés (onychophagie), brisés, tachés, propres, soignés, sales, crevassés, striés.
	Texture :	Lisse, épais, minces, fermes, cassants, écaillés, souples.
	Anomalies ou maladies :	Lésions du pourtour, panaris, hippocratisme digital, etc.

Tête, visage et cou

| **Tête** | Région : | Frontale, pariétale, occipitale, temporale. Fontanelle : antérieure, postérieure, sphénoïdale, mastoïdienne. Suture : frontale, coronale, sagittale. |
| | Anomalies ou maladies liées au au cerveau : | Macrocéphale, microcéphale, hydrocéphale, masse, hypertension intracrânienne, traumatisme crânien. |

Céphalée :	Constante, fréquente, forte, intense, irradiante, lancinante, migraineuse, persistante, pulsative, soudaine ou subite, sévère, de tension.	
	Localisation : bilatérale, frontale, occipitale, orbitaire, temporale, unilatérale.	
Coma :	Artificiel, partiel, profond.	
Conscience :	Alerte, comateux, léthargique, lucide, conscient, semi-conscient, stuporeux.	
Convulsions :	Cloniques, toniques, myocloniques, jacksoniennes, crise convulsive, fébrile.	
Halluci-nations :	Auditives, gustatives, olfactives, visuelles.	
Mémoire :	Amnésie, oubli, blanc ou trou de mémoire.	
Chez le nouveau-né :	Modelage, bosse séro-sanguine, céphalhématome, plagiocéphalie, etc.	
Examen neurologique	Dépistage :	Marcher sur une ligne droite.

Sensibilité tactile :	Chaud, froid, pointu, doux, toucher le bout de son nez.
Paralysie :	Faciale, hémiplégie, paraplégie, monoplégie, quadraplégie.
Reflexes :	Abdominal, achilléen, bicipital, plantaire, tricipital, rotulien, etc.
Langage :	Troubles d'expression et de compréhension.
Comporte-ment :	Agitation psycho-motrice, confusion, vigilance, somnolence, stupeur, coma, changement de comportement, vertige, étourdissement.
Pupilles :	Forme : Anisocorie, isocorie, mydriase, myosis. Grandeur : diamètre en millimètres. Réaction à la lumière : réflexes photomoteurs.

État de conscience :

Échelle de coma de Glasgow

MINIMUM : 3   MAXIMUM : 15

Ouverture des yeux :
4   Volontaire
3   Au cri (<1 an) ou sur ordre verbal
     (>1an)
2   À la douleur
1   Pas de réponse

Réponse motrice :
6   Obéit (>1an)
5   Localise la douleur
4   Flexion/retrait
3   Flexion anormale-décortication-
     rigidité
2   Extension-décérébration-rigidité
1   Aucune réponse

Réponse verbale :
5   Sourit-roucoule-pleures appropriés
     (<2 ans)
     Mots-phrases appropriés (2 à 5 ans)/
     orienté et parle (>5 ans)
4   Pleure (<2 ans) ; mots inappropriés
     (2 à 5 ans) ; désorienté et parle
     (>5 ans)
3   Pleures inappropriés (<2 ans) ;
     pleure-hurle (2 à 5 ans) ;
     Paroles inappropriées (>5 ans)
2   Grognements (<5 ans) ; sons
     incompréhensibles (>5 ans)
1   Pas de réponse

Visage	Anomalies ou maladies :	Asymétrie, acné, ecchymose, faciès pâle, hirsutisme, meurtrissure, mouvement involontaire (tic), œdème, rougeur.
	Expression :	Anxieux, gai, insatisfait, méfiant, pciné, triste.
Yeux	Examen :	Symétrie, implantation, forme.
	Aspect :	Secs, œdème, rougeur, jaunâtres, larmoyants, écoulements purulents, etc.
	Acuité visuelle :	Presbytie, hypermétropie, myopie, perte du champ visuel.
	Anomalies ou maladies :	Strabisme, diplopie, astigmatisme, glaucome, photophobie, scotome, enflammés, lésions, œdématiés, rougis, ternes, amblyopie, cataracte, conjonctivite, conjonctive ictérique, démangeaison, exophtalmie, nystagmus, orgelet, vision double, ptose ou révulsion des paupières, ectropion (renversement des paupières).

Oreille	Examen :	Symétrie, implantation, forme.
	Examen du tympan :	À l'aide de l'otoscope : • enfant : tirer le lobe vers le bas. • adulte : tirer le lobe vers le haut et l'arrière. Tympan bombé, couleur gris perle : possibilité d'otite. N. B. : Il faut nettoyer l'otoscope entre l'examen des deux oreilles. Examen de l'acuité auditive fait avec diapason, montre, murmure.
	Anomalies ou maladies :	Décollée, déformée, douleur, écoulements, lésion cutanée, otorrhée, tintements, implantation basse, sensibilité. Otite, malformation du lobe, surdité.
Nez	Examen :	Symétrie, implantation, forme.
	Odeur :	Aromatique, caractéristique, fétide, fruitée, infecte, malodorante, nauséabonde, putride, puante.

	Anomalies ou maladies :	Asymétrie, centré, déformation, déviation du septum, épistaxis, inflammation, protubérance, rhinorrhée.
Bouche	Lèvres :	Craquelées, cyanosées, fissurées, herpétiques, pâles, sèches, gercées.
	Langue :	Chargée, crevassée, épaisse, framboisée, rude, sèche, ulcérée, papilles, symétrie.
	Haleine :	Cétonique, fraîche, fétide, forte, fruitée, parfumée, d'alcool, de tabac, d'ammoniac.
	Gencives :	Coloration, fermes, gingivite, rétrécies, rétractées, rosées, saignent facilement, spongieuses.
	Gorge :	Laryngite, pharyngite, amygdales.
	Pharynx :	Amygdales, couleur, forme, nodule.
Cou	Examen :	Taille, volume, consistance, situation, forme des ganglions.

| | Anomalies ou maladies : | Torticolis, limitation des mouvements, œdème. Ganglions : agglomérés, isolés, limités, mobiles, sensibles, cancer. |

Thorax

Appareil respiratoire	Examen :	Mouvements respiratoires, symétrie des mouvements, structure musculosquelettique, auscultation pulmonaire.
	Auscultation :	Bruits normaux : bronchiques, bronchovésiculaires, vésiculaires. Bruits anormaux : crépitants fins ou râles, crépitants rudes, ronchi, sifflements ou sibilances, stridor, wheezing.
	Expectorations :	Couleur : jaune, vert, brun, rouge. Aspect : striées de sang, épaisses, muqueuses, visqueuses, sanguinolentes, hémoptysie.
	Toux :	Continuelle, coqueluchoïde, creuse, douloureuse, exhaustive, grasse, libre,

paroxysmale,
persistante, productive
ou non, quinteuse,
sèche, sifflante, rauque.

	Anomalies ou maladies :	Thorax en tonneau, hyperthrophie des muscles abdominaux, douleur thoracique, essoufflement, infection respiratoire.
Cœur	Examen :	Turgescence des vaisseaux sanguins, présence d'œdème.
	Auscultation :	Bruits cardiaques, artère carotidienne.
	Signes et symptômes d'une défaillance cardiaque :	Orthopnée, essoufflement, fatigue, cyanose, pâleur, nycturie, turgescence des veines du cou, œdème des membres inférieurs, OAP, HTA, maux de tête, etc.
	Anomalies ou maladies :	Persistance du canal artériel, communication intra-auriculaire ou intraventriculaire, transposition des gros vaisseaux, hypoplasie du cœur, tétralogie de Fallot, tamponnade cardiaque, infarctus du myocarde, insuffisance

		du cœur gauche ou droit, souffle cardiaque, sténose, etc.
Seins	Examen :	Symétrie, implantation, forme.
	Anomalies ou maladies :	Masse : localisation, grosseur, mobilité, capiton cutané, fossettes. Mamelon : gercé, inversé, ombiliqué, rétracté, ulcéré. Lors de l'allaitement : présence de mastite, d'engorgement, d'inflammation.
Dos	Examen :	Alignement vertébral.
	Anomalies ou maladies :	Scoliose, cyphose, lordose.
Abdomen	Examen :	Présence de douleur ou de masse à la palpation.
	Aspect :	Ballonné, distendu, mou, penduleux, relâché, rigide, saillant, présence de vergetures, présence d'hernie.
	Bruits :	Hypoactifs, absents, hyperactifs, borborygme (bruits), météorisme (gaz), flatulence, gargouillement, éructation, rot.

Régions :	Hypocondre droit, région épigastrique, hypocondre gauche, lombaire droit, ombilicale, lombaire gauche, iliaque droite, pubienne, iliaque gauche, génito-urinaire.
Anomalies ou maladies :	Nausées, vomissements, douleur, dysphagie, intolérance alimentaire, etc. Hépatomégalie, appendicite, pancréatite, colique, etc.

Région abdominale

Selle	Évaluation :	Fréquence, quantité, couleur, odeur, aspect.
	Couleur :	Jaune, verte, brune, rouge, noire, grise.
	Aspect :	Liquides, semi-liquides, molles, moulées, en ruban, glaireuses, graisseuses, pâteuses, sanglantes, mucus, purulentes, méléna, scatome, scybales.
	Anomalies ou maladies :	Constipation, diarrhée, fécalome, présence de corps étrangers, de vers.
Vomissement	Évaluation :	Fréquence, quantité, couleur, odeur, aspect.

Couleur : Jaunâtre, brunâtre,
verdâtre, rougeâtre.

Aspect : Alimentaire, bilieux,
teinté de sang.

Anomalies Hématémèse, reflux
ou maladies : gastro-œsophagien,
ulcère, vomissement en
jet, hémorragie
digestive, etc.

Urine

Normalité		
Enfant	1 à 2	ml/kg/h
Adulte	30	ml/h

Évaluation : Fréquence, quantité,
couleur, odeur, aspect.

Couleur : Jaune paille, foncé,
présence de sang.

Aspect : Claire, ambrée, brouillée,
limpide.

Anomalies Anurie, albuminurie,
ou maladies : bactériurie, brûlure
mictionnelle, cétonurie,
dysurie, énurésie,
glycosurie, globe vésical,
hématurie,
incontinence, nycturie,
oligurie, polyurie,
pollakiurie, urine
résiduelle, fuite urinaire,
spasmes vésicaux,
infection urinaire.

Région génitale

Génito-anale	Examen :	Coloration, présence d'écoulement ou de plaie.
	Anomalies ou maladies :	Abcès, démangeaison, fissure, fistule, hémorroïde, inflammation, irritation, prurit, kyste pilonidal, saignement, odeur, prolapsus.
Homme	Examen :	Coloration, présence d'écoulement ou de plaie. Symétrie, fermeté, grosseurs des testicules.
	Anomalies ou maladies :	Écoulement, phtiriase, ulcération, induration, masse, nodule, œdème, sensibilité, ulcération.
Femme	Examen :	Coloration, présence d'écoulement ou de plaie.
	Évaluation :	Méthode de contraception, menstruation, test de Pap.
	Anomalies ou maladies :	Écoulement, présence d'ITSS, masse, nodule, œdème, phtiriase (poux), sensibilité, etc.

Menstruation	Évaluation :	Quantité, fréquence, durée.
	Anomalies ou maladies :	Aménorrhée, dysménorrhée, hyperménorrhée, hypoménorrhée, ménorragie, syndrome prémenstruel (spm), oligoménorrhée, polyménorrhée, pseudo-menstruation, climatère.

Membres

Pour tous	Examen :	Symétrie, alignement, forme, amplitude des mouvements, musculature, force musculaire.
	Anomalies ou maladies :	Dysmorphie, paralysie, douleur, raideur, crampe, déformation, fracture, etc.
Mains	Caractéristiques :	Massives, en massue, chaudes, froides, moites, rudes, sèches, tremblantes.
Doigts	Caractéristiques :	Effilés, en massue, en baguette de tambour, hippocratisme digital.
Pied	Examen :	Zone de pression.

	Anomalies ou maladies :	Affaissement de l'arche, callosité, difformité, douloureux, chaud, froid, gangréneux, cors, nodule, oignon, œdématie, pieds plats, verrue plantaire, etc.
Muscle	Anomalies ou maladies :	Atrophie, entorse, faiblesse, foulure, ferme, myosite, myalgie, spasmes, tremblements, flasques.
Articulation	Anomalies ou maladies :	Ankylose, difformité, douleur, entorse, étirement, foulure, inflammation, œdème, raideur, rigidité, etc.
Mouvements	Caractéristiques :	Amples, lents, rapides, coordonnés, etc.
	Type :	Abduction, adduction, circumduction, extension, flexion, pronation, rotation, supination, symétrie.
	Anomalies ou maladies :	athétosique, akinésique, condylite, ataxique, épisthotonos, incoordination, paralysie, subluxation, etc.

PHOBIES

Acarophobie	Peur des parasites de la peau, des acariens.
Achluophobie	Peur de l'obscurité.
Acrophobie	Peur des hauteurs.
Agoraphobie	Peur des grands espaces.
Apiphobie	Peur des abeilles.
Aquaphobie	Peur de l'eau.
Arachnophobie	Peur des araignées.
Astraphobie	Peur des éclairs et du tonnerre.
Automysophobie	Peur d'être sale, de sentir mauvais.
Autophobie	Peur de soi (suiphobie).
Bacillophobie	Peur des bacilles, des bactéries.
Bélénophobie	Peur des aiguilles.
Claustrophobie	Peur des espaces clos.
Dysmorphophobie	Peur des anomalies physiques.
Germophobie	Peur des germes, des microbes.
Glossophobie	Peur de parler.
Hématophobie	Peur du sang.
Hydrophobie	Peur de l'eau.
Mycophobie	Peur des champignons.
Mysophobie	Peur de la saleté, de la contamination par les microbes.
Nosophobie	Peur de la maladie, d'être malade.
Nyctophobie	Peur de l'obscurité.
Ochlophobie	Peur de la foule.
Sitiophobie	Peur de s'alimenter.
Thanatophobie	Peur de la mort.
Zoophobie	Peur des animaux.

PLAN DU CORPS

Antérieur	Qui est en avant.
Distal	Le plus éloigné du cœur.
Dorsal	L'arrière du corps, le revers d'un membre.
Externe	En dehors, dirigé vers l'extérieur.
Interne	En dedans, dirigé vers l'intérieur.
Latéral	Médian et orienté dans le sens postérieur.
Palmaire	Partie interne de la main.
Périphérique	Dans la région externe du corps, d'un organe. Ex. : vaisseaux sanguins périphériques.
Plantaire	La plante du pied.
Postérieur	Qui est derrière.
Proximal	Le plus près du cœur.
Sagittal	Surface gauche ou droite du corps.
Ventral	Le devant du corps.

MOUVEMENTS DU CORPS

Abduction	Qui s'écarte du corps.
Adduction	Qui se rapproche du corps.
Circumduction	Mouvement où l'extrémité distale d'une partie du corps décrit un cercle.
Extension	Action d'étendre.
Flexion	Action de fléchir, de plier, de ployer.
Pronation	Mouvement de l'avant-bras qui fait tourner la main du dessus vers le dessous.
Supination	Mouvement de l'avant-bras qui fait faire à la main une rotation de dessous vers le dessus, la paume dirigée vers le haut.

TYPES DE TUMEURS

Épithélium

Tumeur bénigne	Papillome, verrue, polype, adénome.
Tumeur maligne	Carcinome, épithélioma basocellulaire, adénocarcinome.

Tissu endothélial

Tumeur bénigne	Hémangiome, tumeur glomique, hémangiopéricytome, lymphangiome.
Tumeur maligne	Endothéliome, angiosarcome, hémangioendothéliome, hémangiopéricytome, lymphangiosarcome, lymphosarcome.

Tissu conjonctif

Tumeur bénigne	Fibrome, lipome, chondrome, enchondrome, ostéochondrome, chondroblastome, ostéome, ostéome ostéoide, ostéoblaste.
Tumeur maligne	Fibrosarcome, liposarcome, chondrosarcomes primaire et secondaire, ostéosarcome.

Moelle

Tumeur maligne	Plasmocytome, sarcome d'Ewing, réticulosarcome.

Tissu musculaire

Tumeur bénigne	Myome, léiomyome, rhabdomyome.
Tumeur maligne	Myosarcome, léiomyosarcome, rhabdomyosarcome.

Tissu nerveux

Tumeur bénigne	Neurome, ganglioneurome, gliome, méningiome.
Tumeur maligne	Sarcome neurogène, neuroblastome.

Néoplasme

Tumeur bénigne	Nævus.
Tumeur maligne	Mélanome.

Notochorde

Tumeur maligne	Chordome.

Autres

Tumeur bénigne	Tumeur à cellules géantes.
Tumeur maligne	Tumeux à cellules géantes, adamantinome.

DISCIPLINES DU DOMAINE MÉDICAL

Anesthésiste	Spécialiste, il provoque et entretient l'anesthésie locale, loco-régionale ou générale.
Audiologiste	Spécialiste de l'ouïe.
Audioprothésiste	Spécialiste en prothèses auditives.
Bactériologiste	Étudie les bactéries.
Biochimiste	Étudie la vie par des réactions chimiques.
Biophysicien	Étudie la vie par la physique.
Cardiologue	Spécialiste des affections du cœur.
Chiropraticien	Spécialiste qui soigne par manipulations des vertèbres.
Chirurgien	Spécialiste des opérations.
Cytologiste	Étudie la cellule vivante.
Dentiste	Spécialiste en soins dentaires.

Denturologiste	Spécialiste en prothèses dentaires.
Dermatologue	Spécialiste des maladies de la peau.
Diabétologue	Spécialiste du diabète.
Diététiste	Spécialiste en nutrition.
Endocrinologiste	Spécialiste des glandes endocrines.
Ergothérapeute	Évalue et traite les personnes au moyen d'activités significatives pour préserver et développer leur indépendance et leur autonomie dans leur environnement quotidien et social.
Externe	Étudiant en médecine de deuxième cycle.
Gastroentérologue	Spécialiste du système digestif.
Gynécologue	Spécialiste de l'appareil génital de la femme.
Hématologue ou hématologiste	Spécialiste du sang.
Histopathologiste	Étudie les lésions tissulaires microscopiques.
Inhalothérapeute	Spécialiste des voies respiratoires.
Interne	Étudiant en médecine de troisième cycle.
Interniste	Spécialiste des maladies internes, spécialiste de la médecine générale, s'intéresse à l'ensemble des pathologies.
Microbiologiste	Étudie les micro-organismes, les parasites, les virus, les bactéries, les champignons.
Mycologiste	Étudie les champignons.
Neurochirurgien	Spécialiste des opérations du système nerveux.
Nucléiste	Spécialiste en médecine nucléaire.
Obstétricien	Spécialiste des accouchements.

Oculiste	Spécialiste de la vision.
Ophtalmologiste	Spécialiste des yeux.
Orthodontiste	Spécialiste de la mâchoire et des dents.
Orthopédiste	Spécialiste des os.
Orthophoniste	Spécialiste en rééducation de langage.
Oto-rhino-laryngologiste (ORL)	Spécialiste des oreilles, du nez et de la gorge.
Parasitologiste	Étudie les parasites.
Pathologiste	Spécialiste des organes prélevés lors d'opérations.
Pédiatre	Spécialiste des maladies d'enfants.
Pharmacien	Spécialiste des médicaments.
Physiologiste	Étudie le fonctionnement des êtres vivants.
Physiothérapeute	Spécialiste qui soigne au moyen d'agents physiques.
Pneumologue	Spécialiste des maladies pulmonaires.
Psychiatre	Spécialiste des maladies mentales.
Psychologue	Spécialiste des comportements humains.
Radiologiste	Spécialiste en lecture des rayons X.
Résident	Étudiant en médecine post-doctoral, en médecine générale ou dans une spécialisation (stage post-doctoral obligatoire pour les futurs médecins afin d'obtenir leur droit de pratique).
Rhumatologue	Spécialiste en rhumatologie.
Sérologiste	étudie les phénomènes immunologiques du sérum.
Traumatologue	Spécialiste des traumatismes physiques.
Urologue	Spécialiste des voies urinaires.
Virologiste	Étudie les virus.

VOCABULAIRE PHARMACOLOGIQUE

Absorbant	Absorbe les liquides ou les gaz.
Acidifiant	Augmente l'acidité.
Adrénergique	Produit des effets similaires à l'adrénaline.
Adrénolytique	S'oppose à l'action de l'adrénaline.
Analeptique	Rétablit les forces et stimule le fonctionnement des différents systèmes de l'organisme.
Analgésique	Abolit la sensibilité à la douleur.
Androgènes	Hormones sexuelles mâles.
Anesthésique	Supprime la sensibilité locale ou générale.
Antagoniste	Action simultanée de deux médicaments ayant des effets opposés.
Anthelmintique	Tue ou expulse les vers du tube digestif.
Antiacide	Neutralise les acides.
Antibiotique	Produit biologique qui détruit ou inhibe les micro-organismes.
Anticholinergique	Inhibe l'effet de l'acétylcholine.
Antihistaminique	Inhibe les effets de l'histamine et diminue les allergies.
Antianémique	Combat l'anémie.
Antibactérien	Détruit ou déprime les bactéries.
Anticarcinogène	Arrête le développement des carcinomes.
Anticoagulant	Retarde la coagulation du sang.
Antidote	Neutralise l'action d'un poison.
Antiémétique	Diminue les vomissements.
Antifongique	Contrôle les infections d'origine fongique.
Anti-galactagogue	Empêche la production de lait.

Anti-infectieux	Contrôle l'infection.
Antiprurituque	Empêche le prurit, la démangeaison.
Antipyrétique	Abaisse la température anormale du corps.
Antiseptique	Détruit les microbes et empêche leur développement.
Antisialagogue	Diminue la sécrétion salivaire.
Antispasmodique	Calme les spasmes et les convulsions.
Antitoxine	Neutralise les toxines bactériennes.
Astringent	Resserre les tissus et les vaisseaux sanguins.
Bactéricide	Tue les microbes.
Bactériostatique	Inhibe l'activité des bactéries sans les tuer.
Béchique	Calme la toux.
Biologique (produit)	Dérivé d'un organisme vivant et utilisé dans la prévention ou le traitement de maladies.
Carminatif	Évacue les gaz stomacaux et intestinaux.
Cartartique	Laxatif modéré.
Cholagogue	Favorise l'évacuation de la bile.
Cholérétique	Augmente la production de la bile.
Coagulant	Active la coagulation du sang.
Convulsivant	Provoque des convulsions.
Corrosif	Détruit les tissus.
Décongestif	Diminue la congestion.
Dépilatoire	Fait tomber les poils.
Dépresseur	Diminue l'activité d'un organe.
Désinfectant	Détruit les agents pathogènes.
Désodorisant	Détruit les odeurs.
Diaphorétique	Stimule la transpiration.
Digestif	Aide à la digestion.

Diurétique	Augmente la formation et l'élimination de l'urine.
Drastique	Purgatif énergique.
Ecbolique	Stimule les contractions utérines.
Édulcorant	Produit ou substance ayant un goût sucré, moins calorique que le sucre.
Effets secondaires	Réactions indésirables qui accompagnent l'effet pharmacologique recherché.
Émétique	Provoque les vomissements.
Emménagogue	Provoque ou régularise le flux menstruel.
Émollient	Relâche et ramollit les tissus enflammés.
Épispastique	Produit des vésicules cutanées.
Évacuant	Stimule l'évacuation du bol fécal.
Expectorant	Favorise l'élimination des sécrétions accumulées dans les bronches.
Galactogogue	Favorise la sécrétion lactée.
Hématinique	Favorise la formation des globules du sang.
Hémostatique	Arrête l'hémorragie.
Hormones	Extrait des glandes endocrines ou l'équivalent synthétique.
Hydragogue	Provoque une évacuation de liquides, tels les sudorifiques, purgatifs, diurétiques.
Hypertenseur	Élève la tension artérielle.
Hypnotique	Provoque le sommeil.
Hypotenseur	Réduit la tension artérielle.
Idiosyncrasie	Réactions inusitées et imprévisibles.
Irritant	Rougit les tissus au contact.
Laxatif	Purgatif léger.

Lipotropique	Action dans le métabolisme des lipides, accélère leur élimination.
Mydriatique	Provoque une dilatation de la pupille.
Myotique	Provoque une contraction de la pupille.
Narcotique	Substance qui provoque un assouplissement, un relâchement musculaire et une diminution ou une abolition de la sensibilité.
Œstrogène	Hormones sexuelles féminines.
Oxytocique	Stimule les contractions utérines.
Parasiticide	Tue les parasites.
Parasympatholytique	Inhibe l'action du système nerveux parasympathique.
Parasympathomimétique	Stimule l'action du système nerveux mimétique parasympathique.
Parentéral	Injecté par voie autre que digestive.
Placebo	Ne possède aucun pouvoir thérapeutique.
Potentialisation	Synergie médicamenteuse, l'effet total est supérieur aux effets individuels de chaque substance.
Purgatif	Stimule le péristaltisme.
Rubéfiant	Rougit la peau.
Sédatif	Modère l'activité d'un organe ou d'un système.
Sialagogue	Provoque l'hypersécrétion salivaire.
Solvant	Dissout les substances.
Somnifère	Provoque le sommeil.
Stimulant	Augmente l'activité cellulaire.
Stomachique	Stimule l'activité de l'estomac.
Sympatholytique	Inhibe l'action du système nerveux sympathique.
Sympathomimétique	Stimule l'action du système nerveux sympathique.

Sudorifique	Augmente la sudation.
Tænifuges	Contre les tænias (vers parasites du tube digestif des mammifères).
Tonique	Reconstitue les forces.
Topique	Appliqué à l'extérieur, sur la peau.
Vagolytique	Paralyse le pneumogastrique (nerf vague).
Vasoconstricteur	Provoque la constriction des vaisseaux.
Vasodilatateur	Provoque la dilatation des vaisseaux.
Vermifuges	Contre les lombrics et lesoxyures.
Vésicant	Détermine des ampoules à la peau.

TROUBLES DE LA PERSONNALITÉ : LES MANIFESTATIONS OBSERVABLES

Agitation	Bouge continuellement, fait les cent pas, incapable de rester en place.
Agressivité	Pince, mord, s'attaque violemment aux autres (physiquement ou verbalement), frappe ou essaie de frapper les autres.
Anxiété	Augmentation du débit cardiaque, du pouls, de la tension artérielle et du rythme respiratoire. Comportement défensif, en colère, pleurs, élimination accrue (fèces et urines), incontinence, modification du débit du discours, ton et volume, nausée, vomissement, anorexie, sécheresse de la bouche, mydriase, peau froide, moite, pâleur, diaphorèse, silence obstiné, isolement, retrait, tremblement de la voix.

Caractère de l'anxiété :

Anxiété légère :	Mise en alerte de l'individu.

Anxiété modérée :	Réduction du champ perceptif.
Anxiété sévère :	Perceptivité considérablement diminuée.
Anxiété panique :	Perceptivité réduite, seul l'objet est en cause. L'individu y échappera par la dissociation.

Physiquement : palpitations, diaphorèse, augmentation du débit cardiaque, du pouls, de la tension artérielle et du rythme respiratoire. Inquiétude, incapacité à se concentrer, utilisation des mécanismes de défense.

Colère Congestion du visage, distension des veines du cou, augmentation du pouls, de la tension artérielle et du rythme respiratoire. Regard fuyant, yeux perçants, vifs, brillants, visage ou poings crispés, piétine avec violence, se roule par terre, pleure, crie, injurie, réplique avec hargne, élocution précipitée, menace, tremble, frappe, jette les objets au loin.

Dépression Triste, éclate en sanglots, parle et bouge facilement ou pane peu, s'isole, boit, mange immodérément ou est anorexique, maigrit, troubles du sommeil, agressif, coléreux, anxieux, faciès et posture figés.

Hyperactivité Bouge, parle, rit constamment, refuse d'obéir, inattentif, instable, agressif, agité.

Autres comportements

Apathique
Sans ressort ni activité, incapable de réaction ou d'émotion.

Bruyant
Parle fort, crie ou frappe des objets, fait beaucoup de bruit.

Confus
Étonné, perplexe, répond de façon inadéquate.

Désorienté
Ne sait pas qui il est ni où il est, quel jour on est, ne reconnaît pas son entourage.

Inattentif
Incapable de se concentrer.

Indifférent
Se désintéresse de son entourage.

Injurieux
Attaque les autres verbalement avec hargne.

Larmoyant
Pleurniche et se lamente.

Méfiant
Ne se fie à personne, se tient sur ses gardes.

Obsessif
Pensée envahissante et incontrôlable, a des idées fixes vraies ou fausses.

Oublieux
Ne se rappelle pas ce qu'on vient de lui demander.

Retiré
Fuit la société des humains, ne répond pas aux sollicitations.

Sceptique
Doute de tout, ne croit pas ce qui est dit.

Somnolent
Gestes lents et mous, état intermédiaire entre la veille et le sommeil.

Troubles d'anxiété

Panique
Accès aigus et répétés d'anxiété intense accompagnés de manifestations d'angoisse survenant chez des sujets déprimés, souvent atteint d'agoraphobie.

| Phobie | (Névrose phobique) Agoraphobie avec ou sans panique, phobie sociale ou simple, névrose d'angoisse. |
| Stress post-traumatique | Aigue, chronique, différée. |

Troubles de la personnalité

Personnalité bizarre	Excentrique, paranoïde, schizoïde.
Personnalité craintive	Anxieuse, évitant, dépendante, passive, agressive, compulsive.
Personnalité dramatique	Émotive, histrionique, narcissique, antisociale, limitée.
Schizophrénie	Type I : Idées de grandeur, sentiment de persécution, hallucinations, désorganisation du comportement et du discours, agitation, agressivité, idées suicidaires possibles. Type II : Apathie, affecte plat, négligence de l'hygiène corporelle et de son apparence, pauvreté du discours, de la gestuelle et du contact visuel, relations avec les autres difficiles.

Délires

| Paranoïa | Érotomanie, jalousie paranoïde, psychose hypocondriaque, délire de grandeur, paranoïa quérulente. |
| Paraphrénie | État paranoïde, psychose paranoïde, paraphrénie sénile ou involutionnelle, délire chronique fantastique. |

Maladies affectives

Troubles affectifs majeurs, bipolaires, dépressifs mineurs, maniaques, syndromes cérébraux organiques (délirium, démence, amnésie, délire, hallucination), syndromes organiques (affectifs, atypiques, d'anxiété, de personnalité, d'intoxication, de sevrage).

Maladies dégénératives du système nerveux central

Maladie d'Alzheimer, démence sénile, atrophie corticale, maladie de Pick, chorée de Huntington, maladie de Parkinson, paralysie supranucléaire progressive.

Maladies psychosomatiques

Ulcères peptiques, asthme, colite ulcéreuse, dermites atopiques, maladie cardiovasculaire, arthrite rhumatoïde, thyrotoxicose, anorexie, boulimie, obésité, algies, néoplasies.

Désordres

De la perception	Illusion, hallucination.
De la pensée, de la mémoire	Amnésie de fixation, conservation, production hypermnésie, paramnésie.
Du contenu de la pensée	Délire, pensées obsédantes.
Du cours de la pensée	
aprosexie	Insuffisance ou perte d'attention volontaire.
hyperprosexie	Affaiblissement de l'attention volontaire spontanée, mobilité excessive de l'attention.
attention volontaire	Intentionnelle vers un objet déterminé, l'esprit ne retient que les données des diverses fonctions cognitives en rapport avec cet objet.

attention involontaire	Fixation automatique de perception d'images ou d'idées déterminées par l'attraction de l'objet.
fuite des idées	Afflux excessif d'idées fugaces qui sitôt évoquées sont remplacées par d'autres.
logorrhée	Flux intarissable de paroles.
verbigération	Répétition anarchique de mots aux propositions dénuées de sens, telles des litanies déclamatoires.

Des sentiments et de l'humeur

Humeur dépressive	Tristesse maladive, douleur morale qui influence la vie psychique et physique.
Humeur expansive	Gaieté maladive, euphorie.
Humeur irritable	Aucun seuil de tolérance face aux frustrations.
Labilité affective	Humeur très variable du rire aux larmes.
Humeur discordante	Ou inadéquate non pertinente ou ajustée au contexte.
Apathie	Absence de réaction aux stimuli extérieurs.

De la vie instinctive

Impulsivité	Le sujet agit de façon brusque, irraisonnée, insuffisance de contrôle.
Pyromanie	Compulsion morbide à mettre le feu.
Dromomanie	Impulsion morbide à marcher.
Kleptomanie	Vol compulsif d'objets.
Dipsomanie	Impulsion morbide à boire.

De l'activité et du comportement

Raptus	Impulsion violente et soudaine qui porte au suicide, à la mutilation ou à l'homicide.
Suicide	Se donner la mort.

Automutilation	Mutilation que l'on s'inflige soi-même.
Stéréotypie	Répétition persistante et automatique d'une activité.
Persévération	Répétition et persistance d'activité mentale, verbale ou gestuelle.
Catalepsie	Trouble psychomoteur, persistance prolongée dans une position.
Négativisme	Résistance active ou passive à toute sollicitation extérieure ou intérieure.
Suggestibilité pathologique	Grande réceptivité aux influences, tendance à obéir passivement à toute sollicitation.

Phases du deuil

ENGLE	KÜBLER-ROSS
Choc et incrédulité	Refus
Prise de conscience	Colère
Réorganisation	Marchandage
Récupération	Dépression
	Acceptation

Quelques mécanismes de défense contre les agents stressants

Refoulement, isolement, identification | Négation, déni, régression, | Rationalisation, projection, | Déplacement, substitution,

Échelle d'évaluation de l'ajustement social de Holmes et Rahe

Rang	Situation	Unité de changement
1	Décès du conjoint	100
2	Divorce	73
3	Séparation	65
4	Emprisonnement	63

Rang	Situation	Unité de changement
5	Décès d'un membre de la famille immédiate	63
6	Blessure ou maladie	53
7	Mariage	50
8	Licenciement	47
9	Réconciliation avec le conjoint	45
10	Retraite	45
11	Changement de l'état de santé d'un membre de la famille	44
12	Grossesse	40
13	Trouble d'ordre sexuel	39
14	Ajout d'un nouveau membre à la famille	39
15	Changement d'ordre professionnel	39
16	Changement d'ordre financier	38
17	Décès d'un ami intime	37
18	Changement d'activité professionnelle	36
19	Augmentation de la fréquence des disputes avec le conjoint	35
20	Hypothèque excédant 10 000 $	31
21	Saisie d'un bien hypothéqué ou récupération d'un prêt	30
22	Changement de responsabilités professionnelles	29
23	Enfant qui quitte le foyer	29
24	Ennuis avec la famille	29
25	Réalisation personnelle remarquable	28
26	Conjoint nommé à un nouveau poste ou licencié	26

Rang	Situation	Unité de changement
27	Rentrée des classes ou fin des classes	26
28	Changement des conditions de vie	25
29	Transformation des habitudes de vie	24
30	Ennuis avec le patron	23
31	Modification de l'horaire ou des conditions de travail	20
32	Déménagement	20
33	Changement d'école	20
34	Changement d'activités récréatives	19
35	Changement d'activités religieuses	19
36	Changement d'activités sociales	18
37	Hypothèque ou prêt inférieur à 10 000 $	17
38	Modification des habitudes de sommeil	16
39	Modification de la fréquence des rencontres familiales	15
40	Modification des habitudes alimentaires	15
41	Vacances	13
42	Noël	12
43	Infractions mineures aux lois	11

ÉTAPES DE CROISSANCE

Période prénatale	De la conception à la naissance			
Nouveau-né	De la naissance	à	1	mois
Nourrisson	1 mois	à	1	an
Trottineur	1 an	à	3	ans
Préscolaire	3 ans	à	6	ans

Scolaire	6	ans	à	11	ans
Adolescence	11	ans	à	21	ans
Adulte	21	ans	à	65	ans
Aîné	+	de		65	ans

STADE D'ÉVOLUTION DE LA SEXUALITÉ (SELON FREUD)

Oral	De la naissance		à	18	mois
Anal	18	mois	à	3	ans
Phallique	3	ans	à	6	ans
Latence	6	ans	à	12	ans
Génital	12	ans	et	+	

2

IMMUNITÉS

TYPES D'IMMUNITÉS

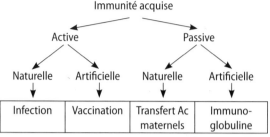

Immunité naturelle (innée)

Immunité acquise

Active		Passive	
Naturelle	Artificielle	Naturelle	Artificielle
Infection	Vaccination	Transfert Ac maternels	Immuno-globuline

ENSEMBLE DES VACCINS DISPONIBLES AU QUÉBEC

dCaT : contre diphtérie, coqueluche et tétanos

dCaT-Polio : contre diphtérie, coqueluche, tétanos et poliomyélite

dCaT-Polio-Hib : contre diphtérie, coqueluche, tétanos, poliomyélite et infections graves à *Hæmophilus influenzae* de type B

d2T5 : contre diphtérie et tétanos

d2T5-Polio : contre diphtérie, tétanos et poliomyélite

Contre la diarrhée à ETEC et choléra

Contre l'encéphalite japonaise

Contre la fièvre jaune

Contre l'hépatite A

Contre l'hépatite A et B

Contre l'hépatite A et typhoïde

Contre l'hépatite B

Conjugué contre le Hib : contre les infections graves à *Hæmophilus influenzae* de type B

Contre l'influenza (grippe)

Contre le méningocoque de sérogroupe C

Conjugué quadrivalent contre le méningocoque : des sérogroupes A, C, Y et W-135

Polysaccharidique contre le pneumocoque

Contre la poliomyélite

Contre la rage
Contre le rotavirus
RRO : contre rubéole, rougeole et oreillons
RRO-Var : contre rubéole, rougeole, oreillons et varicelle
BCG : contre la tuberculose
Injectable contre la typhoïde
Oral contre la typhoïde
Contre la varicelle
Contre l'infection par le virus du papillome humain (VPH)
Contre le zona

CALENDRIER RÉGULIER DE VACCINATION 2010

(Référence : www.msss.gouv.qc.ca/sujets/santepub/vaccination)

Âge	Vaccin(s)
2 mois	dCaT-Polio-Hib + contre le pneumocoque
4 mois	dCaT-Polio-Hib + contre le pneumocoque
6 mois	dCaT-Polio-Hib
Entre 6 et 23 mois	Contre l'influenza
12 mois	RRO + contre la varicelle, le pneumocoque et le méningocoque
18 mois	dCaT-Polio-Hib + RRO
Entre 4 et 6 ans	dCaT-Polio-Hib
4e année du primaire	dCaT
Entre 14 et 16 ans	Contre l'hépatite B et l'infection par le VPH (fille)
À partir de 60 ans	Contre l'influenza
À 65 ans	Polysaccharidique contre le pneumocoque

3

ITSS :
infections transmissibles sexuellement et par le sang (anciennement appelées MTS)

Référence : Agence de la santé publique du Canada www.santepublique.gc.ca

Transmission	A. relation sexuelle avec pénétration vaginale ou anale sans barrière (condom) ; B. relation sexuelle oro-génitale sans barrière (condom) ; C. échange de jouet sexuel ; D. contact direct ou indirect avec le sang d'une personne infectée ; E. de la mère infectée à son nouveau-né pendant la grossesse ; F. de la mère infectée à son nouveau-né lors de l'accouchement ; G. de la mère infectée à son nouveau-né lors de l'allaitement.		
ITSS causées par des bactéries	Type de transmission	Signes et symptômes/ Conséquences sur la santé si ITSS non traitées	Prévention/ Traitement
Chlamydia	A, B, C et F	Signes et symptômes : Souvent aucun symptôme ; Pertes anormales du vagin, du pénis ou de l'anus ; Douleur en urinant, dans le bas-ventre ou lors de relations sexuelles ; Saignement après les relations sexuelles ou entre les menstruations ; Conjonctivite. Conséquences : Infertilité ; Grossesse ectopique ; Douleurs chroniques au bas-ventre.	Prévention : Utilisation d'une barrière lors des relations sexuelles (condom) Traitement : Antibiotique
Gonorrhée		Signes et symptômes : Souvent aucun symptôme ; Pertes anormales du vagin, du pénis ou de l'anus ; Douleur en urinant, dans le bas-ventre, aux testicules ou lors de relations sexuelles ; Douleurs rectales ; Saignement après les relations sexuelles ou entre les menstruations ; Plus rarement maux de gorge. Conséquences : Infertilité ; Grossesse ectopique ; Douleurs chroniques au bas-ventre.	

Syphilis	A, B, C, E et F Contact peau à peau avec une personne infectée qui présente des lésions. Plus rarement D	Signes et symptômes : Souvent aucun symptôme ; 1er stade : 3 à 90 jours après l'infection. Ulcère non douloureux aux organes génitaux, à l'anus, à la bouche ou à la gorge. 2e stade : 2 sem. à 6 mois après l'infection. Fièvre ou symptômes de la grippe ; Rougeurs ou boutons sur les paumes des mains, la plante des pieds ou sur le corps. 3e stade : 1 an à plus de 20 ans après l'infection. Dommage au cœur, au cerveau, aux os et au foie. Conséquences : Symptômes du 1er et 2e stades disparaissent sans traitement mais la bactérie demeure. Si infection non traitée, amène aux problématiques du 3e stade.	Prévention : Utilisation d'une barrière lors des relations sexuelles (condom) Traitement : Antibiotique en injection
ITSS causées par des virus	Type de transmission	Signes et symptômes	Prévention/ Traitement
Herpès génital	A, B, C, E et F Contact peau à peau avec une personne infectée qui présente des lésions. Peut se transmettre même si aucune lésion n'est visible.	Signes et symptômes : Souvent aucun symptôme ; Cloques d'eau douloureuses : organes génitaux, cuisses, fesses, anus et parfois à l'intérieur du vagin ; Brûlure lors des mictions ; Pertes vaginales, écoulement anormal du pénis ou de l'anus ; Douleur au niveau de l'anus ; Fièvre, courbatures, maux de tête.	Prévention : Utilisation d'une barrière lors des relations sexuelles (condom) ; Toutefois transmission possible pour les zones non couvertes par le condom (cuisses, fesses) À savoir : le feu sauvage se transmet aux organes génitaux Traitement : Aucun traitement efficace

Hépatite B	A, B, C, D, E et F Contact peau à peau avec une personne infectée qui présente des lésions.	Signes et symptômes : Souvent aucun symptôme ; Fatigue ; Fièvre ; Douleur au ventre ; Perte d'appétit ; Nausées, vomissements ; Jaunisse.	Prévention : Vaccination ; Utilisation d'une barrière lors des relations sexuelles (condom) Traitement : Aucun traitement efficace ; Le virus disparaît de lui-même ou on devient porteur chronique
Hépatite C	D, E et F	Signes et symptômes : Souvent aucun symptôme ; Fatigue ; Douleur au ventre ; Perte d'appétit ; Nausées, vomissements ; Jaunisse.	Prévention : Ø vaccin disponible ; Utilisation d'une barrière lors des relations sexuelles (condom) Traitement : Aucun traitement efficace ; Le virus disparaît de lui-même (rarement) ou on devient porteur chronique.
VPH (virus du papillome humain)	A, B, C, D Contact peau à peau avec une personne infectée qui présente des lésions. Rarement E et F	Signes et symptômes : Souvent aucun symptôme ; Condylomes : organes génitaux, anus ou dans la bouche ; Infection du col de l'utérus : Ø symptôme mais peut se transformer en cellules précancéreuses ou cancéreuses.	Prévention : Vaccination (fille) ; Utilisation d'une barrière lors des relations sexuelles (condom) ; Toutefois transmission possible pour les zones non couvertes par le condom (cuisses, fesses) Traitement : Selon l'importance des symptômes

VIH (virus d'immuno-déficience humaine)	A, C, D, E, F, G Rarement B	Signes et symptômes : Aucun symptôme pendant plusieurs années ; Fatigue ; Fièvre ; Maux de tête, de gorge ; Douleurs musculaires ou articulaires ; Perte de poids ; Ganglions enflés ; Diarrhée. Conséquences : sida	Prévention : Ø vaccin disponible ; Utilisation d'une barrière lors des relations sexuelles (condom) Traitement : Ø disponible
ITSS causées par des parasites	Type de transmission	Signes et symptômes	Prévention/ Traitement
Morpions Gales	Contact intime avec une personne infectée ; Contact peau à peau ; Contact avec vêtements ou literie infectés.	Démangeaison ; Irritation de la peau.	Prévention : Ø vaccin disponible Traitement : Lotions, crèmes ou shampooings antiparasitaires

4

DIAGNOSTICS INFIRMIERS NANDA 2007-2008

LISTE ADOPTÉE PAR NANDA (NORTH AMERICAN NURSING DIAGNOSIS ASSOCIATION) INTERNATIONAL 2007-2008

Respirer

- Dégagement inefficace des voies respiratoires
- Échanges gazeux perturbés
- Intolérance au sevrage de la ventilation assistée
- Mode de respiration inefficace
- Respiration spontanée altérée
- Risque d'aspiration : fausse route
- Risque d'intoxication
- Risque élevé de suffocation (manque d'air)

Boire et manger

- Alimentation déficiente
- Alimentation excessive
- Allaitement maternel efficace
- Allaitement maternel inefficace
- Allaitement maternel interrompu
- Déficit de soins personnels : s'alimenter
- Déficit de volume liquidien : déshydratation
- Dentition altérée
- Excès de volume liquidien (œdème)
- Mode d'alimentation inefficace chez le nourrisson ou le nouveau-né
- Motivation à améliorer son alimentation
- Motivation à améliorer son équilibre hydrique
- Nausées
- Risque d'alimentation excessive
- Risque d'altération de la fonction hépatique
- Risque de déficit de volume liquidien : déshydratation
- Risque de déséquilibre du volume liquidien
- Trouble de la déglutition

Éliminer

- Constipation
- Déficit de soins personnels : utiliser les toilettes
- Diarrhée
- Élimination urinaire altérée
- Incontinence fécale
- Incontinence urinaire à l'effort
- Incontinence urinaire complète (ou vraie)
- Incontinence urinaire fonctionnelle
- Incontinence urinaire par besoin impérieux
- Incontinence urinaire par engorgement
- Incontinence urinaire réflexe
- Motivation à améliorer son élimination urinaire
- Pseudo constipation
- Rétention urinaire
- Risque d'incontinence urinaire par besoin impérieux
- Risque de constipation

Se mouvoir et garder une bonne posture

- Capacité adaptative intracrânienne diminuée
- Champ énergétique perturbé
- Débit cardiaque diminué
- Désorganisation comportementale chez le nouveau-né ou le nourrisson
- Difficulté à la marche
- Difficulté lors d'un transfert
- Intolérance à l'activité
- Irrigation tissulaire inefficace
- Mobilité physique réduite
- Mobilité réduite au lit
- Mobilité réduite en fauteuil roulant
- Mode de vie sédentaire
- Réceptivité du nouveau-né ou du nourrisson à progresser dans son organisation comportementale
- Rétablissement post-opératoire retardé
- Retard de la croissance et du développement
- Risque d'intolérance à l'activité

- Risque de croissance anormale
- Risque de désorganisation comportementale chez le nouveau-né ou le nourrisson
- Risque de dysfonctionnement neurovasculaire périphérique
- Risque de retard de la croissance et du développement
- Risque de syndrome d'immobilité

Dormir et se reposer

- Fatigue
- Habitudes de sommeil perturbées
- Motivation à améliorer son sommeil
- Privation de sommeil

Se vêtir

- Déficit de soins personnels : se vêtir/soigner son apparence

Maintenir sa température

- Hyperthermie
- Hypothermie
- Risque de température corporelle anormale
- Thermorégulation inefficace

Être propre et protéger ses téguments

- Atteinte à l'intégrité de la peau
- Atteinte à l'intégrité des tissus
- Atteinte de la muqueuse buccale
- Déficit de soins personnels : se laver/effectuer les soins d'hygiène
- Risque d'atteinte à l'intégrité de la peau

Éviter les dangers

- Anxiété
- Automutilation

- Chagrin chronique
- Contamination
- Déni non constructif
- Deuil anticipé
- Deuil dysfonctionnel
- Diminution chronique de l'estime de soi
- Diminution situationnelle de l'estime de soi
- Douleur aiguë
- Douleur chronique
- Dysréflexie autonome
- Entretien inefficace au domicile
- Identité personnelle perturbée
- Image corporelle perturbée
- Inadaptation à un changement dans un état de santé
- Maintien inefficace de l'état de santé
- Motivation à accroître son sentiment d'espoir
- Motivation à améliorer la prise en charge de son programme thérapeutique
- Motivation à améliorer le concept de soi
- Motivation à améliorer son immunisation
- Négligence de l'hémicorps
- Non observance (préciser)
- Peur
- Prise en charge efficace du programme thérapeutique
- Prise en charge inefficace du programme thérapeutique
- Prise en charge inefficace du programme thérapeutique par la famille
- Prise en charge inefficace du programme thérapeutique par une collectivité
- Réaction allergique au latex
- Recherche d'un meilleur niveau de santé
- Risque d'accident
- Risque d'automutilation
- Risque d'infection
- Risque de blessure en périopératoire
- Risque de chute
- Risque de contamination
- Risque de deuil dysfonctionnel

- Risque de diminution situationnelle de l'estime de soi
- Risque de dysréflexie autonome
- Risque de réaction allergique au latex
- Risque de suicide
- Risque de syndrome d'inadaptation à un changement de milieu
- Risque de syndrome de mort subite du nourrisson
- Risque de syndrome post-traumatique
- Risque de trauma
- Risque de violence envers les autres
- Risque de violence envers soi
- Syndrome d'inadaptation à un changement de milieu
- Syndrome post-traumatique

Communiquer

- Communication verbale altérée
- Dysfonctionnement sexuel
- Habitudes sexuelles perturbées
- Interactions sociales perturbées
- Isolement social
- Motivation à améliorer sa communication
- Risque de sentiment de solitude
- Syndrome du traumatisme de viol
- Syndrome du traumatisme de viol : réaction mixte
- Syndrome du traumatisme de viol : réaction silencieuse
- Troubles de la perception sensorielle (préciser : auditive, gustative, kinesthésique, olfactive, tactile ou visuelle)

Croyances et valeurs

- Angoisse face à la mort
- Conflit décisionnel (préciser)
- Détresse morale
- Détresse spirituelle
- Motivation à améliorer sa pratique religieuse
- Motivation à améliorer son bien-être
- Motivation à améliorer son bien-être spirituel
- Perte d'élan vital chez l'adulte

- Perte d'espoir
- Pratique religieuse perturbée
- Risque d'atteinte à la dignité humaine
- Risque de détresse spirituelle
- Risque de perturbation de la pratique religieuse
- Risque de sentiment d'impuissance
- Sentiment d'impuissance

S'occuper, se réaliser

- Conflit face au rôle parental
- Dynamique familiale dysfonctionnelle : alcoolisme
- Dynamique familiale perturbée
- Exercice du rôle parental perturbé
- Exercice inefficace du rôle
- Motivation à améliorer sa prise de décision
- Motivation à améliorer l'exercice du rôle parental
- Motivation à améliorer la dynamique familiale
- Motivation à améliorer ses soins personnels
- Motivation à améliorer ses stratégies d'adaptation
- Motivation à améliorer son pouvoir d'action
- Motivation d'une collectivité à améliorer ses stratégies d'adaptation
- Motivation d'une famille à améliorer ses stratégies d'adaptation
- Risque de perturbation dans l'exercice du rôle parental
- Risque de perturbation de l'attachement parent-enfant
- Risque de tension dans l'exercice du rôle de l'aidant naturel
- Stratégies d'adaptation défensives
- Stratégies d'adaptation familiale compromises
- Stratégies d'adaptation familiale inefficaces d'une collectivité
- Stratégies d'adaptation familiale invalidantes
- Stratégies d'adaptation inefficaces
- Tension dans l'exercice du rôle de l'aidant naturel

Se recréer

- Activités de loisirs insuffisantes

Apprendre

- Confusion aiguë
- Confusion chronique
- Connaissances insuffisantes (préciser)
- Errance
- Motivation à améliorer ses connaissances
- Opérations de la pensée perturbées
- Syndrome d'interprétation erronée de l'environnement
- Troubles de la mémoire

5

PLAN THÉRAPEUTIQUE INFIRMIER (PTI)

PLAN THÉRAPEUTIQUE INFIRMIER

- L'infirmier(ère) doit déterminer obligatoirement le plan thérapeutique infirmier (PTI) pour tout client qui nécessite un suivi clinique.
- Seul(e) l'infirmier(ère) peut déterminer et ajuster le PTI.
- Les directives qui y sont données peuvent s'adresser à tous les membres de l'équipe de soins infirmiers : infirmier(ère), infirmier(ère) auxiliaire, préposé(e) aux bénéficiaires.
- Elles peuvent même s'adresser au client ou à sa famille.

P.-S. Les clients consultant pour une intervention ponctuelle (ex. : campagne de vaccination) ne requièrent pas de PTI car cela ne nécessite pas un suivi infirmier.

CRITÈRES DE PERTINENCE POUR DÉTERMINER LE CONTENU DU PTI

Problème ou besoin prioritaire

Information minimale :
- Motif d'hospitalisation, d'hébergement ou de suivi (ex. : diabète débalancé).

On doit donc retrouver tous les :
- Problèmes ou besoins nécessitant un suivi clinique particulier ;
- Problèmes ou besoins ayant une influence sur le suivi clinique du client ;
- Problèmes ou besoins présentant un changement significatif sur le suivi clinique du client.

Rappel :
- Inscrire le diagnostic médical, si désiré.
- Mettre entre parenthèses depuis combien de temps dure le problème.
- Inscrire par ordre chronologique d'apparition et non par priorité les problèmes ou besoins.

Directives infirmières

Information minimale :

- Suivi standard défini ayant un lien avec le motif d'hospitalisation, d'hébergement ou de suivi (ex. : appliquer protocole…, appliquer plan de traitement…, appliquer suivi systématique post-opératoire).

On doit donc retrouver tous les :

- Interventions de soins ;
- Stratégies d'intervention ;
- Conditions de réalisation ;
- Aspects particuliers d'une intervention ;
- Paramètres d'une surveillance clinique particulière ;
- La cible à qui s'adressent les directives.

Rappel :

- La justification des décisions cliniques prises par l'infirmier (ère) doit être consignée dans ses notes d'évolution ou dans un autre outil permanent de documentation des soins infirmiers.

L'infirmier(ère) doit évaluer si le PTI nécessite un ajustement, au minimum, à chaque quart de travail.

APPLICATION DE LA NORME DE DOCUMENTATION POUR LA DÉTERMINATION DU PTI

Le client est-il hospitalisé ou hébergé ?

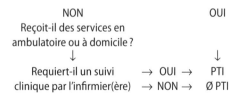

AJUSTEMENT DU PTI

La situation de santé du client a-t-elle changé ?

OUI, il y a un changement significatif	NON, Ø changement significatif	Le suivi clinique en cours est-il efficace ?	→ OUI → Ø ajustement
	→		→ NON → Ajustement du suivi clinique

↓ (OUI)

Ajustement du suivi clinique

↓

Pour la branche NON :
→ OUI → Ø ajustement
→ NON → Ajustement du suivi clinique
↓
• Ajout d'un constat
• Modification d'un constat
• Cessation d'un constat

Si le client présente :

Changement significatif d'un problème ou besoin déjà au PTI	→	Modification d'un constat		↑
Résolution ou satisfaction d'un problème	→	Cessation d'un constat	→	Ajustement d'un suivi clinique
Nouveau problème ou besoin prioritaire	→	Ajout d'un constat	→	Si l'incidence sur le suivi clinique ne requiert pas de suivi → Ø ajustement

OIIQ, *Le plan thérapeutique infirmier. Les traces des décisions cliniques de l'infirmière*, Montréal, OIIQ, 2006.

6

NORMALITÉS, CONSTANTES BIOLOGIQUES

HÉMATOLOGIE

		Homme			Femme	
Globule rouge (X10^{12}/l)	4,4	à	6,0	4,2	à	5,5
Hémoglobine (g/l)	140	à	180	120	à	160
Hématocrite (%)	42	à	52	37	à	47
Plaquettes (X10^9/l)	160	à	400	160	à	400
Globule blanc (X10^9/l)	4,3	à	10	4,3	à	10
Différentielle						
· neutrophiles	1,8	à	7,3	1,8	à	7,3
· lymphocytes	1,5	à	4	1,5	à	4
· monocytes	0,2	à	0,95	0,2	à	0,95
· éosinophiles	0	à	0,7	0	à	0,7
· basophiles	0	à	0,15	0	à	0,15

BIOCHIMIE DU SANG

		Homme			Femme	
Acide lactique (mmol/l)	0,5	à	2,2	0,5	à	2,2
Albumine (g/l)	35	à	55	35	à	55
Bilirubine totale (µmol/l)	3	à	21	3	à	21
Calcium (mmol/l)	2,05	à	2,40	2,05	à	2,40
Chlorure (mmol/l)	98	à	106	98	à	106
Cholestérol total			5,2			5,2
Clairance de la créatinine (ml/min)	90	à	140	80	à	130
Créatinine (µmol/l)	88	à	150	53	à	115
Créatine Kinase : CK (U/l)	30	à	175	25	à	130
Fer (µmol/l)	13	à	30	13	à	30
Glucose : à jeun (mmol/ml)	3,6	à	6,4	3,6	à	6,4
Magnésium (mmol/l)	1,3	à	2,2	1,3	à	2,2
Phosphore : Phosphates (mmol/l)	0,81	à	1,45	0,81	à	1,45
Potassium (mmol/l)	2,7	à	7	2,7	à	7
Sodium (mmol/l)	136	à	145	136	à	145
Triglycérides (mmol/l)	0,40	à	1,80	0,35	à	1,50

GAZ SANGUIN

			Nouveau-né			Enfant/Adulte	
Artériel	PaO$_2$ (mmHg)	54	à	95	80	à	100
	PaCO$_2$ (mmHg)	25	à	40	35	à	45
	HCO$_3$ (mmol/l)	16	à	27	23	à	31
	pH	7,32	à	7,49	7,35	à	7,45
	SaO$_2$ (%)	40	à	90	95	à	100

COAGULOGRAMME

Temps de saignement	2 à	7	min.
Temps de fibrinolyse	>	90	min.
Temps de prothrombine (Quick)	11 à	13	sec.
Temps de thrombine	7 à	10	sec.
INR		1,1	
D-dimère (µg/l)		250	

PRINCIPAUX CONSTITUANTS DU SANG

Globules rouges, globules blancs, plaquettes, plasma, protéines, éléments divers.

COMPOSANTES POUVANT ÊTRE TRANSFUSÉES

Culot globulaire, plaquettes, plasma, granulocytes, albumine, facteur VIII, prothrombine.

FACTEURS DE COAGULATION

I	Fibrinogène
II	Prothrombine (P.T.T.)
III	Thromboplastine tissulaire
IV	Ion calcium
V	Facteur proaccélérine ou labile
VI	Facteur plaquettaire
VII	Facteur proconvertine
VIII	Facteur antihémophilique A
IX	Facteur Christmas
X	Facteur Stuart-Power
XI	Facteur antihémophilique C
XII	Facteur de Hageman
XIII	Facteur stabilisant de la fibrine

Facteur RH + (85 %) - (15 %)
Groupe A (40 %) B (10 %) O (45 %) AB (5 %)

ANALYSE D'URINE

Densité relative	1,005	à	1,030
Ph	4,5	à	8

Électrolytes/jour

• Calcium			7	mmol/24 h
• Chlorures	140	à	250	mmol/24 h
• Magnésium	1,3	à	2,2	mmol/l
• Phosphates			32	mmol/24 h
• Potassium	25	à	125	mmol/24 h
• Sodium	40	à	220	mmol/24 h

Composants azotés/jour

• Acide urique	1,5	à	4,5	mmol/24 h
• Créatinine (homme)	7	à	14	mmol/24 h
• Créatinine (femme)	6	à	13	mmol/24 h
• Glucose			Nég.	
• Protéines			Nég.	

Collectif, *Examens et épreuves diagnostiques*, Montréal, Décarie éditeur, 2001.

SIGNES ET SYMPTÔMES ASSOCIÉS À DES DÉBALANCEMENTS HYDRO-ÉLECTROLYTIQUES

Natrémie (Na)   136 à 145 mmol/l

- Hyponatrémie : anorexie, nausée et vomissement, confusion, crampes musculaires, convulsions.
- Hypernatrémie : soif, hyperthermie, sécheresse des muqueuses, léthargie, convulsions.

Calcémie (Ca)   2,05 à 2,40 mmol/l

- Hypocalcémie : engourdissement et fourmillement des doigts, orteils, convulsions.
- Hypercalcémie : faiblesse musculaire, constipation, anorexie, nausée, vomissement, arythmie cardiaque.

Kaliémie (K)   2,7 à 7 mmol/l

- Hypokaliémie : fatigue, anorexie, nausée, vomissement, faiblesse musculaire, arythmie (ESV), fibrillation ventriculaire.
- Hyperkaliémie : faiblesse musculaire, bradycardie, arythmie, paralysie, colique intestinale.

Glycémie   3,6 à 6,4 mmol/l (à jeun)

- Hypoglycémie : transpiration profuse, tremblements, tachycardie, nervosité, faim, incapacité de se concentrer, céphalées, somnolence.
- Hyperglycémie : vue brouillée, polyurie, faiblesse, céphalées, déshydratation, soif accrue.

7

NUTRITION

Métabolisme : Changement, conversion.
Anabolisme : Synthèse et entretien des matériaux cellulaires.
Catabolisme : décomposition des matériaux cellulaires.
Joule : Unité de travail et d'énergie. 4,2 kJ = 1 kcal

Le corps humain est composé de : Eau (65 %), graisses (14 %), protides (15 %), glucides et sel (6 %).

Perte d'eau normale : Respiration, sudation et défécation (4 %), miction (60 %).

Valeurs énergétiques

	Facteurs d'Atwater					kJ/g	
Protéines (P)	1	g	=	17	kJ	ou	4	kcal
Lipides (L)	1	g	=	38	kJ	ou	9	kcal
Glucides (G)	1	g	=	17	kJ	ou	4	kcal

Besoins énergétiques

En protéines : 0,9 g/kg/j de poids idéal ou 10 % à 20 % des kJ.
En lipides : 1 à 2 g/kg/j de poids idéal ou 25 % à 35 % des kJ.
En glucides : 4 à 6 g/kg/j de poids idéal ou 50 % des kJ.
En eau : 1 800 à 2 500 ml/jour.

Besoins caloriques/jour

Poids	Femmes		Hommes	
	kcal	kJ	kcal	kJ
40 kg	1 550	6 500		
50 kg	1 800	7 500	2 200	9 200
60 kg	2 000	8 400	2 500	10 500
70 kg	2 200	9 200	2 800	11 700
80 kg	3 050	12 800		
90 kg			3 350	14 000

Acides aminés essentiels :
Histidine, isoleucine, leucine, lysine, méthionine, phénylalanine, thréonine, tryptophane, valine.

Acides aminés non essentiels :
Alanine, arginine, asparagine, acide aspartique, citrulline, cystéine, cystine, acide glutamique, glycine, hydroxyproline, norleucine, proline, sérine, thyroxine, tyrosine.

Minéraux
Calcium, phosphore, sodium, potassium, soufre, chlore, fer, iode, cuivre, magnésium, manganèse, cobalt, zinc, etc.

Besoins vitaminiques

Vitamines/jour (adulte normal)

A		4 000	à	5 000	u.i.
B1	(thiamine)	1	à	1,6	mg
B2	(riboflavine)	1,2	à	2	mg
B6	(pyridoxine)	1,4	à	2	mg
B12	(cyanocobalamine)			6	g
Folate		100	à	500	g
Acide pantothénique				10	mg
Niacin (niacinamide B3)		15	à	21	mg
Biotine				0,3	mg
C				60	mg
D	(D2 et D3)	200	à	400	u.i.
E	(tocophérol)	6	à	10	mg
K		10	à	140	g
Acide folique		0,4	à	1	mg

Vit. liposolubles :   A D E K
Vit. hydrosolubles : Thiamine, riboflavine, niacine, pyridoxine.

LISTE DES ALIMENTS

Acidifiants

Produits laitiers, fromages; Œufs;
Volaille, poissons et crustacés;
Fruits: canneberges, prunes
et pruneaux;
Céréales, pain, gâteaux, craquelins,
biscuits et pâtes alimentaires;
Mayonnaise;
Viandes;
Noix du Brésil et de Grenoble;
Arachides, avelines;
Légumes, maïs et légumineuses.

Alcalinisants

Produits laitiers, lait, crème, babeurre;
Fruits, excepté canneberges, prunes
et pruneaux;
Confitures, gelées, miel, mélasse;
Noix, amandes;
Noix de coco;
Olives;
Légumes, excepté maïs
et légumineuses.

Riche en fer

Abats, foie de veau;
Cacao;
Coquillages, huîtres, poissons (frais
ou sous la forme de conserve,
comme les sardines, le thon,
le maquereau…);
Légumes secs (abricots secs;)
Viande, volailles, gibiers;
Légumes frais;
Œufs;
Chocolat;
Graine de sésame, noix de cajou,
noisettes, cacahuètes…

P.-S. – Les aliments qui contiennent
de la vitamine C aident à l'absorption
du fer (agrumes, brocoli, tomate,
poivron).

Riche en potassium

Haricots blancs;
Pommes de terre avec la pelure,
cuites au four;
Haricots: de soya, de lima, pinto,
rouges, «navy», lentilles
et pois cassés;
Feuilles de betteraves, bouillies;
Palourdes, en conserve;
Filet de flétan, cuit au four ou grillé;
Thon à nageoires jaunes (albacore),
cuit au four;
Morue de l'Atlantique, en conserve
ou grillée;
Sébaste du Pacifique, cuit au four;
Saumon, cuit ou en conserve;
Tomates (en conserve), courges
d'hiver, épinards, artichaut;
Yogourt nature;
Banane.

Neutres

Beurre et margarine;
Boissons: café et thé;
Huiles et graisses de cuisine.

Fécule de maïs et arrow-root;
Sucres, sirop, tapioca.

(référence : www.santecanada.gc.ca/guidealimentaire)

Nombre de portions du Guide recommandé chaque jour

Âge (ans)	Enfants			Ados		Adultes			
	2-3	4-8	9-13	14-18		19-50		51+	
Sexe	Filles et garçons			F	H	F	H	F	H
Légumes et fruits	4	5	6	7	8	7-8	8-10	7	7
Produits céréaliers	3	4	6	6	7	6-7	8	6	7
Lait et substituts	2	2	3-4	3-4	3-4	2	2	3	3
Viandes et substituts	1	1	1-2	2	3	2	3	2	3

Exemple de correspondance de portion

Légumes et fruits
- 125 ml (½ tasse) de légumes frais, surgelés ou en conserve ;
- 125 ml (½ tasse) de légumes feuillus cuits ou 250 ml (1 tasse) crus ;
- 1 fruit ou 125 ml (½ tasse) de fruits frais, surgelés ou en conserve ;
- 125 ml (½ tasse) de jus 100 % pur.

Produits céréaliers
- 1 tranche de pain ;
- ½ bagel, ½ pita ou ½ tortilla (35 g) ;
- 125 ml (½ tasse) de riz, boulgour ou quinoa, cuit ;
- 30 g de céréales froides ou 175 ml (¾ tasse) de céréales chaudes ;
- 125 ml (½ tasse) de pâtes alimentaires ou de couscous, cuits.

Lait et produits laitiers
- 250 ml (1 tasse) de lait ou de lait en poudre reconstitué ;
- 125 ml (½ tasse) de lait en conserve évaporé ;

- 250 ml (1 tasse) de boisson de soya enrichie ;
- 175 g (¾ tasse) de yogourt ou de kéfir ;
- 50 g (1½ oz) de fromage.

Viandes et substituts

- 75 g (2½ oz) de poissons, fruits de mer, volailles ou viandes maigres, cuits ;
- 175 g (¾ tasse) de légumineuses cuites ;
- 150 g ou 175 ml (¾ tasse) de tofu ;
- 2 œufs ;
- 30 ml (2 c. à table) de beurre d'arachide ou de noix ;
- 60 ml (¼ tasse) de noix ou de graines écalées.

INDICE DE MASSE CORPORELLE

Formule de calcul : IMC = poids (kg) / taille (m)^2

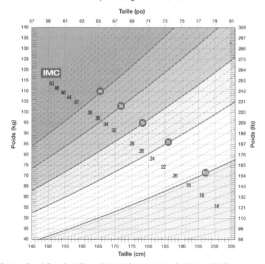

Pour connaître votre IMC, trouvez le point d'intersection de votre taille et de votre poids. Votre IMC est le nombre inscrit sur la ligne brisée la plus proche du point d'intersection. P.-S. – Le présent système de classification ne doit pas être utilisé chez : les personnes de moins de 18 ans, les femmes enceintes et les femmes qui allaitent.

CLASSIFICATION DU RISQUE POUR LA SANTÉ EN FONCTION DE L'INDICE DE MASSE CORPORELLE (IMC)

Classification	IMC	Risque de développer des problèmes de santé
Poids insuffisant	< 18,5	Accru
Poids normal	18,5 - 24,9	Moindre
Excès de poids	25,0 - 29,9	Accru
Obésité, classe I	30,0 - 34,9	Élevé
Obésité, classe II	35,0 - 39,9	Très élevé
Obésité, classe III	>= 40,0	Extrêmement élevé

Source : Santé Canada. *Lignes directrices canadiennes pour la classification du poids chez les adultes*, ministère des Travaux publics et Services gouvernementaux Canada, 2003.

8

MÉTROLOGIE, CALCUL ET FRACTIONS

Préfixes associés au litre, au gramme et au mètre

méga	M	Équivaut à	million	1 000 000
kilo	k	Équivaut à	mille	1 000
hecto	h	Équivaut à	cent	100
déca	da	Équivaut à	dix	10
déci	d	Équivaut à	un dixième	0,1
centi	c	Équivaut à	un centième	0,01
milli	m	Équivaut à	un millième	0,001
micro	un	Équivaut à	un millionième	0,000 001

Unités

de longueur :	Centimètre (cm), mètre (m)
de masse :	gramme (g), kilogramme (kg), Livre (lb), milligramme (mg), microgramme (µg)
de volume :	millilitre (ml), litre (l)
de température :	degré Celsius (°C), Fahrenheit (°F), Kelvin (°K)
de puissance :	watt (W)
de pression :	pascal (Pa)
de fréquence :	hertz (Hz)
de concentration :	mole par litre (mol/l)
de pression :	millimètre de mercure (mm Hg)
de quantité de matière :	mol (mol), millimole (mmol), micromole (µmol)

Équivalences

1 ml	=	15	gouttes				
1 cuill. à thé	=	5	millilitres	=	5	grammes	
1 cuill. à dessert	=	10	millilitres	=	10	grammes	
1 cuill. à soupe	=	15	millilitres	=	15	grammes	
1 once	=	30	millilitres	=	30	grammes	
1 tasse	=	240	millilitres	=	240	grammes	= 8 onces
1 pinte	=	1,2	litre				
1 grain (gr)	=	60	milligrammes				
1 pouce	=	2,5	centimètres				
1 kilogramme	=	2,2	livres				

Chiffres romains

1 = I	4 = IV	7 = VII	10 = X	20 = XX	500 = D	
2 = II	5 = V	8 = VIII	12 = XII	50 = L	1 000 = M	
3 = III	6 = VI	9 = IX	15 = XV	100 = C		

CALCUL DE LA PERTE DE POIDS DU NOUVEAU-NÉ

Les données importantes à reconnaître pour effectuer ce calcul sont :

- La donnée qui représente 100 % est la donnée de base
- La donnée secondaire est une partie du %

    Donnée de base = 100 %
    Donnée secondaire = X %

Exemple : Le nouveau-né dont vous vous occupiez pesait 3,115 kg à la naissance. Ce matin, il pèse 2,865 kg. Quel est son pourcentage de poids perdu ?

- On identifie la donnée principale : 3 115 g
- On identifie la donnée secondaire : 250 g de poids perdu (3 115 g – 2 865 g = 250 g)
- On effectue le calcul :

$$\frac{3\ 115\ g}{250\ g} = \frac{100\ \%}{X\ \%} \qquad \frac{250 \times 100}{3\ 115} = X \qquad X = 8{,}03\ \%\ \text{de poids perdu}$$

CALCUL DE DÉBIT DE PERFUSION DU SOLUTÉ

Les données importantes à reconnaître pour effectuer ce calcul sont :

- La quantité à donner en ml
- Le calibre du perfuseur : Microgouttes = 60 gouttes/ml
  Macrogouttes = 10, 15 ou 20 gouttes/ml
- La durée de la perfusion en minutes

$$\frac{\text{Débit de perfusion (Gouttes/min)}}{} = \frac{\text{Quantité à administrer (en ml)} \quad X \quad \text{Calibre du perfuseur (gttes/ml)}}{\text{Durée de la perfusion en minutes}}$$

Exemple : Votre soluté doit perfuser à 110 ml/h, la tubulure utilisée est de type macrogouttes 20 gttes/ml. À combien de gouttes/min devez-vous ajuster votre soluté ?

- La quantité à donner en ml : 110 ml
- Le calibre du perfuseur : Macrogouttes = 20 gttes/ml
- La durée de la perfusion en minutes : 60 minutes
- Le nombre de gouttes/min. : X

$$X \text{ gouttes/min} = \frac{110 \text{ ml} \quad X \quad 20 \text{ gttes/ml}}{60 \text{ min}} \quad \text{Donc } X = 37 \text{ gttes/min}$$

CALCUL DU DOSAGE D'UN MÉDICAMENT À L'HEURE

La perfusion d'un médicament dilué dans un soluté est exprimée en ml/h ou en gttes/min. Il est possible alors de connaître la dose de médicament que reçoit le client en mg.

Les données importantes à recueillir pour effectuer ce calcul sont :

- La concentration du médicament dilué dans le soluté, soit : le nombre de mg ou de μg ou d'unité ou de mEq par X ml ou litre de soluté
- La vitesse et la durée de perfusion afin de pouvoir calculer la quantité reçue

Attention : il faut distinguer la concentration du médicament dans le soluté et la concentration du médicament dans sa fiole.

Exemple : Votre client reçoit un D5 % ½ salin + Gravol 100 mg/l à 100 cc/h. Combien de Gravol reçoit-il en 3 heures ?

- La concentration du médicament dilué est :
  100 mg/1 000 ml
- La vitesse de perfusion est de : 100 cc/h
- La durée de perfusion est de : 3 heures
- Le nombre de ml de médicament reçu : 300 cc/h
  (100 ml/h X 3 h)

$$\frac{100 \text{ mg} = 1\,000 \text{ ml}}{X \text{ mg} = 300 \text{ ml}} \qquad X = \frac{100 \text{ mg X } 300 \text{ ml}}{1\,000 \text{ ml}} \qquad X = 30 \text{ mg}$$

CALCUL DE LA POSOLOGIE SÉCURITAIRE D'UN MÉDICAMENT

Les données importantes à recueillir pour effectuer ce calcul sont :

- Est-ce que la posologie recommandée est en mg/kg/JOUR ou en mg/kg/DOSE ?
- Si la posologie est en mg/Kg/jour, combien de doses le client reçoit-il en 24 heures ?
- Est-ce que le poids du client est en KG ou en LIVRES ?

Exemple 1 : Marie-Ève reçoit 240 mg d'Acétaminophen chaque 4 à 6 heures PO. Son poids est de 20 kg. La posologie recommandée est de 10 à 15 mg/kg/dose

- Posologie minimale recommandée :
  20 kg X 10 mg = 200 mg/dose
- Posologie maximale recommandée :
  20 kg X 15 mg = 300 mg/dose

Exemple 2 : Karine reçoit de l'Amoxicilline 500 mg i.v. q 8 heures. Son poids est de 25 kg. La posologie recommandée est de 50 à 300 mg/kg/jour

- Posologie minimale recommandée :
  25 kg X 50 mg = 1 250 mg/jour ÷ 3 doses = 417 mg/dose
- Posologie maximale recommandée :
  25 kg X 300 mg = 7 500 mg/jour ÷ 3 doses = 2 500 mg/dose

CALCUL DE LA QUANTITÉ DU MÉDICAMENT À ADMINISTRER

Les données importantes à recueillir pour effectuer ce calcul sont :

- La quantité du médicament à administrer
- La concentration du médicament

Exemple 1 : Vous devez administrer à Marie-Ève 240 mg d'Acétaminophen.
La posologie du médicament utilisé est de 80 mg/5 ml

$$\frac{80\ mg}{240\ mg} = \frac{5\ ml}{X} \quad X = \frac{240\ mg\ X\ 5\ ml}{80\ ml} \quad X = 15\ ml$$

Exemple 2 : Vous devez administrer à Karine 500 mg d'Amoxicilline i.v.
La posologie du médicament utilisé est de 200 mg/ml

$$\frac{200\ mg}{500\ mg} = \frac{1\ ml}{X} \quad X = \frac{500\ mg\ X\ 1\ ml}{200\ ml} \quad X = 2,5\ ml$$

9
MÉDICAMENTS

L'ordonnance doit contenir :

- Nom et prénom du client identifié sur la feuille de prescription ;
- Date (année, mois, jour) : 2009/08/12
- Nom du médicament : Ampicilline
- Posologie : 2 grammes
- Voie d'administration : PO
- Fréquence d'administration : chaque 8 heures
- Signature du médecin

Avant d'administrer un médicament, il est important de vérifier :

- La posologie est-elle sécuritaire ? (voir Calcul de la posologie sécuritaire d'un médicament) ;
- Quelle est l'indication du médicament pour le client (permet de vérifier si le médicament est efficace) ;
- Y a-t-il des contre-indications d'administration de ce médicament à votre client selon sont état de santé (ex. : allergie, client insuffisant rénal) ? ;
- Y a-t-il des interactions médicamenteuses entre les autres médicaments que le client reçoit et celui-ci ? Si oui, quels sont ces médicaments ? ;
- Quels sont les effets secondaires les plus importants à surveiller ?
- Combien de temps se passera-t-il entre l'administration du médicament et l'apparition de l'effet attendu et des effets secondaires (selon la voie d'administration) ? ;
- Y-a-t-il des indications d'administration particulières que vous devez suivre (ex. : à jeun, avec le repas, etc.) ? ;
- Pour les médicaments intraveineux : le médicament est-il compatible avec le soluté en cours ? ;
- Si votre cliente est enceinte ou allaite : Quels sont les effets pendant la grossesse et la lactation ?

Pendant la préparation et l'administration d'un médicament, il est important de vérifier :

Les cinq BONS pour l'administration des médicaments sont :

- BON médicament
- BON client
- BONNE dose
- BONNE heure
- BONNE voie d'administration
- et la date de péremption du médicament et de la prescription (date d'expiration)

P.-S. – Vous devez vérifier les cinq BONS au moins à trois reprises dont la dernière fois au chevet du client en vérifiant : le BON client avec le bracelet d'identification de ce dernier en plus de lui demander son nom.

Après l'administration d'un médicament, il est important :

- D'enregistrer immédiatement le médicament dans la FEM (feuille d'enregistrement des médicaments) ;
- De vérifier si le médicament est toléré (ex. : vomissement après médicament PO) ;
- De vérifier si le médicament est efficace (effet attendu) ;
- De vérifier si le client présente des effets secondaires.

PARTICULARITÉS SELON LA VOIE D'ADMINISTRATION UTILISÉE

Auriculaire	Présentation	Gouttes,
	Méthode d'administration	+ de 3 ans : Tirer le pavillon vers le haut et vers l'arrière. Enfant (- 3 ans) : Tirer le pavillon directement vers le bas.

	Particularité	Lors de l'administration, les gouttes doivent être à la température ambiante. Attendre environ 5 minutes avant de relever la tête. Éviter de mettre un bouchon ou une ouate dans l'oreille à moins d'indication contraire.
Intradermique	Présentation	Solution liquide stérile ou poudre à reconstituer. Ex. : vaccin, anesthésie locale, épreuves de sensibilité.
	Méthode d'adminis-tration	Site : dans le derme (intérieur de l'avant-bras ou haut du dos) Seringue : tuberculine Aiguille : #26 ou #27 Longueur : ½ pouce Quantité maximum : 0,3 ml Angle : 5 à 15°
	Effets	10 à 30 minutes
	Particularité	Épreuves de sensibilité : Lorsque le produit est injecté une petite bulle apparaît à la surface de la peau. S'il n'y a pas de bulle (donc pénétration dans le tissu sous-cutané) ou s'il y a présence de sang = résultat non concluant.

Intramusculaire muscle profond

| Présentation | Solution liquide stérile ou poudre à reconstituer. Ex. : vaccin, interferon. |

Méthode d'injection en Z

| Méthode d'administration | Méthode de la bulle d'air |

Adulte	Fessier antérieur	Vaste externe de la cuisse	Deltoïde
Aiguille :	#22 ou #23	#21 à #23	#22 ou #23
Longueur :	1½ pouce	1 pouce	1 pouce
Quantité maximum :	3 ml	2 ml	1,5 ml
Angle :	90°	90°	90°

Deltoïde

+ 6 ans	Fessier antérieur	Deltoïde
Aiguille :	#22 à #25	#22 à #25
Longueur :	1 pouce	1 pouce
Quantité maximum :	3 ml	1 ml
Angle :	90°	90°

Fessier antérieur

3 à 6 ans	Fessier postérieur	Deltoïde
Aiguille :	#22 à #25	#22 à #25
Longueur :	1 pouce	1 pouce
Quantité maximum :	2 ml	1 ml
Angle :	90°	90°

Vaste externe

2 à 3 ans	Fessier antérieur ou Vaste externe	Deltoïde
Aiguille :	#23 à #25	#22 à #25
Longueur :	5/8 à 1 pouce	5/8 à 1 pouce
Quantité maximum :	2 ml	0,5 ml à 1 ml
Angle :	90°	90°

Méthode d'injection en Z	1 an à 2 ans	Fessier antérieur ou Vaste externe	1 mois à 2 ans	Fessier antérieur ou Vaste externe
	Aiguille :	#23 à #25	Aiguille :	#23 à #25
	Longueur :	5/8 à	Longueur :	5/8 à 1 pouce
	Quantité maximum :	1 ml	Quantité maximum :	0,5 ml à 1 ml
	Angle :	90°	Angle :	90°

	Particularité	Méthode de la bulle d'air : Saisir le muscle entre le pouce et les doigts avant l'introduction de l'aiguille. Méthode d'injection en Z : Étirer la peau avant l'introduction de l'aiguille. Après l'introduction de l'aiguille, tirer sur le piston et, s'il y a présence de sang, recommencer. Masser le point d'injection après l'injection.
Intravaginale	Présentation	Crème, gel, ovule, mousse ou suppositoire.
	Méthode d'administration	Doigts : ovule ou suppositoire
		Applicateur : crème, gel ou mousse
	Particularité	Porter une serviette hygiénique pour absorber les pertes.

Intraveineuse	Présentation	Solution liquide stérile ou poudre à reconstituer. Ex. : antibiotiques
	Méthode d'administration	i.v. directe. i.v. indirecte par : mini-perfuseur, burétrol, mini-sac, sac.
	Effets	Immédiat lorsque le produit pénètre dans le sang.
	Particularité	Vérifier si le médicament à administrer est compatible avec le soluté en cours. Si non compatible, arrêter le soluté et partir une solution compatible en y ajoutant du soluté.
Intranasale	Présentation	Gouttes, vaporisation ou tampon.
	Méthode d'administration	Vaporisation : Pencher légèrement la tête vers l'avant. Gouttes : Pencher légèrement la tête vers l'arrière. Boucher la narine opposée. Inspirer par le nez en même temps que l'administration du médicament. Expirer par la bouche.
	Particularité	Se moucher légèrement avant.
Oculaire	Présentation	Gouttes : solution ou suspension.

		Onguent: crème.
	Méthode d'administration	Tête renversée vers l'arrière, abaisser la paupière inférieure et verser le médicament en évitant de toucher à l'œil. Fermer l'œil et maintenir une légère pression sur l'œil pendant 1 à 2 minutes.
	Particularité	S'il y a plusieurs médicaments, débuter par la solution ensuite la suspension puis les onguents. Attendre cinq minutes entre deux médicaments.
Orale	Présentation	Sirop, comprimé, capsule, élixir, émulsion ou suspension.
	Méthode d'administration	Peut aussi être administré par tube nasogastrique, gastrostomie ou jéjunostomie. Assurez-vous de bien rincer le tube avant et après l'administration d'un médicament ou entre deux médicaments. Garder le tube clamper au moins 30 minutes après l'administration afin de vous assurer de l'absorption du médicament.

	Effets	30 minutes et + après l'administration.
	Particularité	Certains médicaments sont à libération prolongée et ne peuvent être croqués, coupsé ou écrasés. Vérifier au préalable si le client peut avaler ou s'il y a présence de nausée. Vérifier si le médicament doit être administré avec le repas ou à jeun (1 heure avant ou 2 heures après le repas).
Rectale	Présentation	Lavement ou suppositoire.
	Méthode d'adminis-tration	Lavement : Installer le client en position de Sims (latéral gauche, jambe droite fléchit). Demander au client de respirer profondément. Introduire la canule dans le rectum :

- Adulte : 7,5 à 10 cm
- Enfant : 5 à 7,5 cm
- Nourrisson : 2,5 à 3,75 cm

Volume d'eau
pour un lavement

nourrisson	150	à	250	ml
trottineur	250	à	350	ml
scolaire	300	à	500	ml
adolescent	500	à	700	ml
adulte	750	à	1 000	ml

		Suppositoire : Installer le client en position de Sims. Lubrifier le suppositoire. Demander au client de respirer profondément. Introduire le suppositoire contre la paroi rectale environ 10 cm de profond pour l'adulte et 5 cm pour l'enfant.
	Effets	Environ 30 minutes après l'administration. Les lavements évacuants agissent parfois plus rapidement.
	Particularité	Vérifier après 5 minutes si le suppositoire n'a pas été éjecté.
Respiratoire	Présentation	Inhalation, vapeur ou vaporisation.
	Méthode d'adminis-tration	Plusieurs méthodes d'administration existent telles que : aérosol-doseur, aérosol-doseur avec chambre d'inhalation, Turbuhaler, Diskhaler et Diskus. Assurez-vous de bien connaître le fonctionnement de ses dispositifs avant l'administration.
	Effets	Rapidement absorbés par le réseau alvéolo-capillaire, ils agissent

		donc immédiatement. Ex. : Ventolin.
	Particularité	Certains médicaments (entretien, ex. : corticostéroïde), même s'ils sont absorbés rapidement, ont une efficacité à long terme.
Sous-cutanée	Présentation	Solution liquide stérile ou poudre à reconstituer. Ex. : insuline.
	Méthode d'adminis-tration	Site : sous le derme (face externe postérieure du bras, abdomen, face antérieure de la cuisse et rebord costal jusqu'à la crête iliaque du dos). Seringue : 1 à 3 ml Aiguille : #25 à #27 Longueur : ½ à 5/8 pouce Quantité maximum : 0,5 à 2 ml Angle : 45 ou 90°
	Particularité	Faire une rotation quotidienne des sites. Pincer ou étirer la peau avant l'introduction de l'aiguille. Ne pas masser s'il s'agit d'une injection d'insuline ou d'héparine.
Sublinguale	Présentation	Comprimé ou vaporisation.
	Méthode d'adminis-tration	Sous la langue.

	Effets	Rapidement absorbés par le réseau capillaire, ils agissent donc immédiatement. Ex. : nitroglycérine.
	Particularité	Le client peut boire seulement lorsque le comprimé est complètement dissous.
Peau	Présentation	Lotion, pâte ou onguent. Timbre, disque ou patch à libération continue (absorption transdermique).
	Méthode d'administration :	Lotion, pâte ou onguent : Couche mince sur la partie atteinte. Timbre ou patch : Appliquer sur la peau saine, sans poil, propre et sèche.
	Particularité :	Patch : Attendre 3 à 5 jours avant de réutiliser la même zone d'application.

DOSES THÉRAPEUTIQUES EN PÉDIATRIE

Médicament	Voie	Dose thérapeutique	Dose maximale
Acétaminophen	po-ir	10 à 15 mg/kg/dose chaque 4 à 6 heures	75 mg/kg/24 h ou 1 g/dose ou 4 g/24 h
AAS : Acide acétylsalicylique	po-ir	10 à 15 mg/kg/dose chaque 4 à 6 heures	80 mg/kg/24 h ou 1 g/dose ou 4 g/24 h
Acide valproïque	po	10 à 60 mg/kg/24 h	60 mg/kg/24 h
Amoxicilline	po	50 à 90 mg/kg/24 h	1 g/dose ou 3 g/24 h
Amphotéricine b	iv	3 à 5 mg/kg/24 h	5 mg/kg/24 h
Ampicilline	iv-im	100 à 400 mg/kg/24 h	12 g/24 h

Médicament	Voie	Dose thérapeutique	Dose maximale
Baclofen	po	10 à 15 mg/24 h	80 mg/24 h
Captopril	po	6 mg/kg/24 h	6 mg/kg/24 h ou 450 mg/24 h
Carbamazépine	po	20 à 30 mg/kg/24 h	35 mg/kg/24 h ou 1 600 mg/24 h
Céfazoline	iv-im	50 à 100 mg/kg24 h	150 mg/kg/24 h ou 6 g/24 h
Céfotaxime	iv-im	50 à 300 mg/kg/24 h	2 g/dose ou 12 g/24 h
Ceftazidime	iv-im	100 à 150 mg/kg/24 h	6 g/24 h
Ceftriaxone	iv-im	50 à 100 mg/kg/24 h	2 g/dose ou 4 g/24 h
Céfuroxime	iv-im	100 à 150 mg/kg/24 h	6 g/24 h
Ciprofloxacine	iv-po	20 à 30 mg/kg/24 h	iv : 800 mg/24 h po : 1,5 g/24 h
Clarithromycine	po	15 mg/kg/24 h	1 g/24 h
Clindamycine	iv	25 à 40 mg/kg/24 h	2,7 g/24 h
Clindamycine	po	10 à 30 mg/kg/24 h	1,8 g/24 h
Clobazam	po	0,5 à 1 mg/kg/24 h	80 mg/24 h
Clonidine	po	3 à 5 µg/kg/24 h	0,4 mg/24 h
Cloxacilline	iv-im	100 à 200 mg/kg/24 h	2 g/dose ou 12 g/24 h
Cloxacilline	po	50 à 100 mg/kg/24 h	4 g/24h
Codéine	im-sc-po	0,5 à 1,5 mg/kg/dose	60 mg/dose
Dimenhydrinate	iv-im-po-ir	5 mg/kg/24 h	300 mg/24 h
Diphenhydramine	iv-im-po	5 mg/kg/24 h	300 mg/24 h
Docusate sodique	po	5 mg/kg/24 h	400 mg/24 h
Énoxaparine	sc	0,5 à 1 mg/kg/dose q 12 h	2 mg/kg/dose
Érythromycine	po	30 à 50 mg/kg/24 h	2 g/24 h
Fentanyl	iv-im	1 à 2 µg/kg/dose ou 1 à 3 µg/kg/h	
Fer élémentaire	po	1 à 6 mg/kg/24 h	60 mg/dose
Furosémide	iv-im-po	0,5 à 2 mg/kg/dose q 6-12 h	80 mg/dose
Gabapentine	po	20 à 50 mg/kg/24 h	2,4 g/dose
Gentamicine	iv-im	5 à 7,5 mg/kg/24 h	
Hydrocortisone	iv	1 à 5 mg/kg/24 h	

Médicament	Voie	Dose thérapeutique	Dose maximale
Hydrocortisone	po	2,5 à 10 mg/kg/24 h	
Hydromorphone	iv-sc	0,015 mg/kg/dose	
Hydromorphone	po	0,03 à 0,1 mg/kg/dose	
Ibuprofène	po	5 à 10 mg/kg/dose	40 mg/kg/24 h
Lorazépam	iv-po	0,01 à 0,1 mg/kg/dose	2 mg/dose
Mépéridine	iv-im-sc-po	1 à 1,5 mg/kg/dose	2 mg/kg/dose ou 100 mg/dose
Morphine	iv-im-sc	0,05 à 0,1 mg/kg/dose	
Morphine	po	0,2 à 0,5 mg/kg/dose	
Naproxen	po	10 à 20 mg/kg/24 h	1 250 mg/24 h
Nitrazépam	po	0,25 à 1,2 mg/kg/24 h	
Nystatine	po	100 000 à 600 000 u/dose	
Pénicilline g sodique	iv-im	100 000 à 400 000 ui/kg/24 h	24 millions ui/24 h
Pipéracilline	iv-im	200 à 300 mg/kg/24 h	4 mg/dose ou 24 mg/24 h
Prednisone	po	1 à 2 mg/kg/24 h	60 mg/24 h
Ranitidine	iv	2 à 4 mg/kg/24 h	6 mg/kg/24 h ou 400 mg/24 h
Ranitidine	po	4 à 5 mg/kg/24 h	10 mg/kg/24 h ou 300 mg/24 h
Tacrolimus	po	0,15 à 0,3 mg/kg/24 h	
Ticarcilline + acide clavulanique	iv	200 à 300 mg/kg/24 h	4 mg/dose ou 24 mg/24 h
Tobramycine	iv-im	7,5 mg/kg/24 h	
Vancomycine	iv	40 à 60 mg/kg/24 h	4 g/24 h

Référence : Turgeon, J. et al., *Dictionnaire de thérapeutique pédiatrique Weber*, 2e éd., Gaëtan Morin éditeur, 2007.

10
RAPPEL

Soins préopératoires

- Signes vitaux incluant température.
- Prothèse(s) retirée(s) : lunettes, verres de contactes, prothèse auditive, prothèse dentaire, etc.
- Bijoux, maquillage, vernis à ongles, accessoires de cheveux retirés.
- Médication préopératoire administrée.
- Préparation cutanée : nettoyage avec savon antiseptique, rasage, etc.
- Système urinaire : dernière miction à ___ ou cathéter urinaire en place.

Vérification préopératoire

- Bracelet du client en place.
- Bracelet d'allergie en place (s'il y a lieu).
- Permis opératoire signé.
- Résultats de laboratoire au dossier (Hct ; Hb ; K$^+$; autre selon besoin).
- ECG fait (s'il y a lieu).
- Rayons X des poumons faits (s'il y a lieu).
- Groupe sanguin : _____.
- Nombres d'unités de sang en réserve : _____.
- NPO depuis _____.
- Dossier antérieur disponible.

- Enregistrer l'heure d'arrivée à l'unité.
- Prendre et enregistrer les signes vitaux q 15 min X 1 heure ou selon protocole.
- Vérifier la perfusion IV : type de perfusion, quantité, débit et site.
- Évaluer le système neurologique : niveau de conscience et mouvement des extrémités.
- Évaluer la plaie : ROEER.

- Évaluer l'état du pansement : propre ou souillé.
- Observer le(s) drain(s) : fonctionnement, présence de liquide, aspect du liquide.
- Évaluer la couleur et l'apparence de la peau.
- Évaluer le système urinaire : heure de la première miction ou cathéter en place, vérifier s'il y a présence d'un globe vésical.
- Évaluer la douleur (PQRST) et soulager, s'il y a lieu.
- Évaluer s'il y a présence de nausée, le fonctionnement du tube de Levin (s'il y a lieu).
- Évaluer l'état émotionnel du client et la présence de soutien émotionnel.
- Évaluer la position la plus confortable et sécuritaire pour le client.
- Mettre la cloche d'appel à sa portée.
- Relever les prescriptions et assurer le suivi.

11
DOULEUR

La douleur, phénomène complexe, est un concept très subjectif. En effet, deux clients ayant eu la même chirurgie ne ressentiront pas la même douleur. Plusieurs composantes personnelles peuvent faire varier l'intensité de la douleur ressentie par le client telles que : les expériences antérieures, l'état émotionnel, la sensibilité, etc. Il est donc très important que l'infirmière questionne le client sur la douleur qu'il ressent. Cette évaluation se fait, entre autres, grâce au PQRST-U.

PQRST-U	Exemples de questions à poser
P : provoquer par ; pallier	• Qu'est-ce qui provoque votre douleur ? • Qu'est-ce qui aggrave votre douleur ? • Qu'est-ce qui aide à diminuer (soulager) votre douleur ?
Q : qualité ; quantité	• Comment décririez-vous votre douleur ? (pincement, brûlement, coup de poignard, élancement, pression, etc.) • Sur une échelle de 0 (aucune douleur) à 10 (douleur insupportable), à quelle intensité évaluez-vous votre douleur ?
R : région et irradiation	• À quel endroit exactement ressentez-vous votre douleur ? (pointer l'endroit avec votre doigt)
S : signes et symptômes associés	• Ressentez-vous d'autres malaises en plus de votre douleur ? (Prendre les signes vitaux.)

T : temps	• Depuis combien de temps ressentez-vous cette douleur ?
	• Est-ce une douleur continue ?
	• Est-ce une douleur intermittente ? À quel moment de la journée ressentez-vous cette douleur ?
U : understand (signification pour le client)	• De quel problème croyez-vous qu'il s'agit ?

L'échelle de la douleur de 0 à 10 est parfois difficile à utiliser par ne certaine clientèle telle que les enfants. On peut alors utiliser l'échelle des faciès.

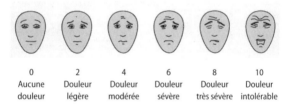

0	2	4	6	8	10
Aucune douleur	Douleur légère	Douleur modérée	Douleur sévère	Douleur très sévère	Douleur intolérable

Cette image a été reproduite avec la permission de Internationale Association for the Study of Pain® (IASP®). L'image ne peut-être reproduite pour aucun autre but sans en obtenir la permission.

« Ces visages montrent combien on peut avoir mal. Ce visage *(montrer celui de gauche)* représente quelqu'un qui n'a pas mal du tout. Ces visages *(les montrer un à un de gauche à droite)* montrent quelqu'un qui a de plus en plus mal, jusqu'à celui-ci *(montrer celui de droite)*, qui représente quelqu'un qui a très très mal. Montre-moi le visage qui montre combien tu as mal en ce moment. »

Parfois, même l'utilisation de l'échelle des faciès est impossible (ex. : nourrisson). On doit alors se fier aux indicateurs physiologiques et comportementaux de la douleur.

Indicateurs physiologiques

Douleur aiguë	Douleur persistante ou située au niveau de la vessie ou de l'intestin
Activation du SNS	
Activation du SNP	
↑ Pression artérielle	↓ Pression artérielle
↑ Pouls	↓ Pouls
↑ Respiration	↓ Respiration
Diaphorèse	
Dilatation des pupilles	
Pâleur	

À utiliser seulement comme indice de douleur car plusieurs paramètres peuvent modifier les signes vitaux.

Indicateurs comportementaux

Irritabilité	Léthargie
Agitation accrue	Calme inhabituel
Posture rigide	Repos volontaire

Cycle de sommeil perturbé

Position adaptée : protection de la partie du corps douloureuse

Expression faciale : front plissé, grimace, présence de larmes

Émission de sons : pleurs, sanglots, grognements

Posture rigide, tendu, spastique

Modification évidente du comportement à la suite de l'administration d'un analgésique

SOULAGEMENT DE LA DOULEUR

Analgésiques non narcotiques :	Analgésiques narcotiques faibles associés à un analgésique non narcotique :	Analgésiques narcotiques
• Acétaminophen ;	• Empracet : Codéine + Acétaminophen	• Morphine
• AINS		• Fentanyl
• AAS		• Hydromorphone ;
		• Oxycodone
Douleur légère 1 à 3 sur 10	Douleur modérée à sévère 4 à 7 sur 10	Douleur sévère 8 à 10 sur 10

Comme les analgésiques narcotiques (opiacés) peuvent avoir un effet dépresseur sur le système nerveux central, il est important d'identifier la clientèle à risque et de procéder à une surveillance clinique particulière chez tous les clients recevant ces médicaments.

MESURE DE PRÉVENTION DE LA DÉPRESSION RESPIRATOIRE CHEZ LES CLIENTS RECEVANT DES ANALGÉSIQUES NARCOTIQUES

1. **Identifier les clients à risque :**
- Nouveau-né (moins de 6 mois) ;
- Personne âgée ;
- Client prenant des analgésiques narcotiques (opiacés) depuis moins d'une semaine ;
- Client souffrant de maladies pulmonaires ;
- Client souffrant d'apnée du sommeil ;
- Client souffrant d'insuffisance rénale ;
- Client souffrant d'un traumatisme crânien ;
- Client éprouvant une douleur intense qui cesse subitement.

2. **Surveillance clinique de la clientèle recevant des analgésiques narcotiques (opiacés) :**

Avant l'administration et à chaque heure pendant les premières 24 heures puis chaque 2 à 4 heures :
- Fréquence et amplitude respiratoires ;
- Saturation pulsatile en oxygène (SpO_2) ;
- Signes vitaux (RC + TA) ;
- Niveau de sédation ;
- Intensité de la douleur grâce à l'échelle de la douleur ;
- Présence de ronflement : peut indiquer une dépression respiratoire associée à une obstruction des voies aériennes (par la langue).

Signes d'alerte :
- Diminution de la fréquence respiratoire (8 par minute pour l'adulte) ;
- Diminution de la saturation pulsatile en oxygène (92 %) ;
- Ronflement ou périodes d'apnée.

3. Éviter d'administrer plusieurs médicaments dépresseurs du SNC en même temps.

MÉDICAMENTS DÉPRESSEURS DU SYSTÈME RESPIRATOIRE				
Analgésique narcotique		**Antidépresseur**	**Antiémétique**	
Codéine	Mépéridine	Anafranil	Gravol	
Fentanyl	Méthadone	Celexa	(Dimenhydrinate)	
Hydrocodone	Morphine	Élavil	Maxéran	
Hydromorphone	Oxycodone	Sinéquan	(Métoclopramide)	
			Méthotriméprazine	
Antihistaminique		**Barbiturique**	**Benzodiazépines**	
Atarax		Phénobarbital	Ativan (Lorazépam)	
Bénadryl		Sécobarbital	Valium (Diazépam)	
		Thiopental	Versed (Midazolam)	
Neuroleptique		**Anesthésique**		
Dropéridol		Propofol		
Haldol				

4. Installer le client en position latérale, la tête de lit élevée à 30° pendant le sommeil. Cela permet de prévenir l'obstruction des voies respiratoires.

Que faire en présence de dépression respiratoire chez un client recevant des analgésiques narcotiques ?
- Cesser immédiatement l'administration, s'il y a lieu (perfusion continue).
- Assurer le dégagement des voies respiratoires.
- Administrer de l'oxygène à 100 %.
- Administrer Narcan selon le protocole ou l'indication du médecin.
- Guider les inspirations du client par ordre verbal clair (respiration volontaire toujours présente même lors de dépression du SNC).

12
CONTENTIONS

Ce que dit la Loi sur les services de santé et les services sociaux :
Article 118.1.
La force, l'isolement, tout moyen mécanique ou toute substance chimique ne peuvent être utilisés, comme mesure de contrôle d'une personne dans une installation maintenue par un établissement, que pour l'empêcher de s'infliger ou d'infliger à autrui des lésions. L'utilisation d'une telle mesure doit être minimale et exceptionnelle et doit tenir compte de l'état physique et mental de la personne.

Mention au dossier.
Lorsqu'une mesure visée au premier alinéa est prise à l'égard d'une personne, elle doit faire l'objet d'une mention détaillée dans son dossier. Doivent notamment y être consignées une description des moyens utilisés, la période pendant laquelle ils ont été utilisés et une description du comportement qui a motivé la prise ou le maintien de cette mesure.

Application des mesures.
Tout établissement doit adopter un protocole d'application de ces mesures en tenant compte des orientations ministérielles, le diffuser auprès de ses usagers et procéder à une évaluation annuelle de l'application de ces mesures.

Loi sur les services de santé et les services sociaux (version du 27 juillet 2009) L.R.Q., chapitre s-4.2.

Définition :
Mesure de contrôle qui consiste à empêcher ou à limiter la liberté de mouvement d'une personne en utilisant la force humaine, un moyen mécanique ou en la privant d'un moyen qu'elle utilise pour pallier un handicap.
Orientations ministérielles relatives à l'utilisation exceptionnelle des mesures de contrôle : contention, isolement et substances chimiques.
Direction des communications du MSSS, 2002, 15-7.

Risques liés à l'utilisation des contentions :

- Déshydratation, malnutrition ;
- Incontinence urinaire, rétention ou infection urinaire ;
- Incontinence fécale ou constipation ;
- Pneumonie, escarres, contracture, thrombose veineuse ou artérielle ;
- Agitation, peur, colère, anxiété, agressivité, confusion ;
- Baisse de l'estime de soi, dépression, régression, humiliation ;
- Altération du sommeil ;
- Perte de l'estime de soi.

Avant de décider d'utiliser les mesures de contention :

- Procéder à une évaluation du client :
  - Quel est le problème présenté par le client ? (ex. : risque de chute important)
  - Quels sont les causes ou les éléments déclencheurs du problème ?
  - Existe-t-il des interventions me permettant d'agir sur ces causes ou ces éléments déclencheurs afin de les réduire ou de les éliminer et ainsi éviter l'utilisation de contention ?
  - Existe-t-il un autre moyen de prévention que celui de l'utilisation de contention ?
- Obtenir le consentement du client ou de sa famille (libre et éclairé).
- En situation d'urgence, le médecin peut prescrire l'utilisation de contention temporaire sans le consentement du client ou de sa famille.

N'oubliez pas que la décision d'utiliser ou non une mesure de contention doit être fondée sur des faits observés réels. Les suppositions et les craintes des intervenants ou des familles ne doivent en aucun cas influencer la décision.

Installation d'un client sous contention :

- Choisir la bonne contention (ex. : n'entrave pas le dispositif intraveineux ou tout autre appareil utilisé pour les soins du client ; n'entrave pas la respiration) ;

- Inspecter les zones où l'appareil de contention sera installé. S'il y a présence de plaie, choisir un autre type de contention ;
- Mettre des coussinets sur la peau et les protubérances osseuses ;
- Attacher l'appareil de contention sur le cadre du lit afin de pouvoir élever et abaisser la tête du lit sans entrave ou serrement accidentel de la contention ;
- Attacher l'appareil de contention à l'aide d'un nœud qui se défait rapidement ;
- S'assurer que le client ne peut se défaire lui-même de la contention ;
- Insérer deux doigts sous la contention afin de vous assurer qu'elle n'est pas trop serrée et qu'elle n'entrave pas la circulation du sang du client ;
- Avoir une paire de ciseau à la tête du lit pouvant être utilisée en cas d'urgence.

Ne jamais attacher une contention à la ridelle du lit car son abaissement risquerait d'exercer une pression sur le client et, par conséquent, entraver sa circulation ou sa respiration.

Surveillance d'un client sous contention :
- S'assurer que la cloche d'appel est à portée de la main du client ;
- S'assurer que les roulettes du lit ou de la chaise de contention sont bloquées ;
- S'assurer que les besoins fondamentaux du client sont satisfaits (ex. : besoin d'uriner, besoin d'hydratation, besoin d'alimentation, besoin de se maintenir au chaud, etc.) ;
- Évaluer la bonne mise en place des contentions régulièrement (chaque heure ou plus selon l'état d'agitation du client) ;
- Évaluer l'intégrité de la peau (coloration, température, pouls distal, sensation [picotement, absence de sensation], etc.), la respiration et l'intégrité vasculaire périphérique régulièrement ;
- Enlever les appareils de contention pendant 30 minutes chaque deux heures ou dès que le client bénéficie d'une

surveillance constante (ex.: présence d'un membre de la famille). En cas d'agitation, enlever les contentions une à la fois et demander de l'aide;
- Pendant l'enlèvement de la contention, le client ne doit jamais être laissé sans surveillance;
- Réévaluer régulièrement l'utilité de la contention. La contention doit être enlevée dès qu'elle n'est plus utile.

Note au dossier:
- Comportements qui justifient l'utilisation de contention;
- Consentement d'utilisation de la contention obtenu par …;
- Type de contention utilisé;
- Comportement du client après l'installation de la contention;
- Documenter chacune de vos évaluations ci-haut mentionnées;
- Documenter la justification de maintenir ou d'enlever la contention chaque heure.

13
DIABÈTE

NIVEAUX DE CONTRÔLE GLYCÉMIQUE CHEZ LES ADULTES DIABÉTIQUES

Niveau	Idéal	Optimal	Sous-optimal	Inadéquat
Glycémie A.C. ou à jeun	3.8-6.1	4.0-7.0	7.1-10.0	> 10
Glycémie 1-2h P.C.	4.4-7.0	5.0-11.0	11.1-14.0	> 14

SIGNES ET SYMPTÔMES

Hypoglycémie

Hypo-légère : 2,3 à 3,3
- Tremblements (32 %)
- Faim intense (25 %)
- Palpitations
- Céphalée
- Irritabilité
- Faiblesse, fatigue (28 %)
- Étourdissement

Hypo-modérée : < 2,3
- Sueurs froides, peau moite (49 %)
- Troubles de la vue
- Palpitations
- Pâleur
- Comportement bizarre ou inattendu
- Engourdissement
- Glucose sérique > 14
- Vision embrouillée soudainement (29 %)
- Troubles de concentration
- Troubles d'élocution
- Confusion

Hypo-sévère : < 1,2
- Démarche chancelante
- Problème de coordination
- Incapacité de répondre
- Perte de conscience
- Convulsions

Hyperglycémie
- Bouche sèche
- Soif
- Douleurs abdominales, abdomen sensible
- Nausées, vomissements
- ↑ graduelle de confusion et de léthargie
- Peau rouge irritée
- Crampes dans les jambes
- Coma
- Yeux enfoncés
- Haleine cétonique
- Pouls faible et rapide
- Hypotension
- Respiration type Kussmaul
- Hyperthermie
- Mictions fréquentes
- Glycosurie
- Cétonurie
- Acidose métabolique, pH artériel < 7,3

Hypoglycémie	Hyperglycémie

Hypoglycémie

Hypo-légère : 2,3 à 3,3
10 à 15 g de sucre simple tel que :
- 1 tasse de lait
- ½ tasse de jus de fruits non additionné de sucre
- ½ tasse de boisson gazeuse ordinaire
- 3-4 bonbons « Life Savers »
- 2-3 sachets de sucre dilué dans de l'eau

Hyperglycémie
- Abc
- O_2
- Accès iv gros calibre
- Réhydratation i.v.
- Insuline i.v.

Surveillance rapprochée
- Signes vitaux
- État de conscience
- Analyse sanguine
- Ing/Exc

	Ultra rapide	Rapide	Intermédiaire	Prolongé
Insulines	NovoRapid lispro Humalog	Novolin ge Toronto Humulin R	NPH Humulin N	Lantus
Début d'action	5-15 min	30 min	1-3 h	4-6 h
Pic	1-2 h	2-4 h	6-12 h	8-20 h
Durée	3-4 h	6-8 h	18-24 h	24-28 h

14

ABRÉVIATIONS ET SYMBOLES

A

A	albumine
A et C	analyse et culture
a, an	privation, absence
A. R .J.	arthrite rhumatoïde juvénile
A.C.E.	antigène carcino-embryonnaire
A.C.T.H.	hormone adrénocorticotrope
A.C.V.	accident cérébrovasculaire
a.d.	oreille droite (auris dextra)
A.D.N.	acide désoxyribonucléique
A.E.(T.)	alimentation entérale (totale)
A.G.	anesthésie générale
A.I.I.C.	Association des inf. et inf. du Canada
a.m.	avant-midi (ante meridiem)
A.P.	antéro-postérieur
A.P.G.A.R.	adaptation, partnership, growth, affection, resolve
A.P.P.	alimentation parentérale périphérique
A.P.T.	alimentation parentérale totale
a.s.	oreille gauche (auris sinistra)
A.S.O.	artérite sénile oblitérante
A.T.	avortement thérapeutique
a.u.	dans chaque oreille (auris uterque)
A.V.C.	accident vasculaire cérébral
A.V.D.	activité de vie domestique
A.V.Q.	activité de vie quotidienne
A.V.S.C.	accès vasculaire sous-cutané
AAA	anévrisme de l'aorte abdominale
AA	adénoïdectomie et amygdalectomie
AA	alcooliques anonymes
aa	parties égales ou de chaque
AAG	approprié à l'âge gestationnel
AAN	anticorps antinucléaires
AAS	acide acétylsalicylique
Ab	écartement, éloignement
abd	abdomen
ABE	excès de base actuel (actual base excess)

ABVD	adriamycine, bléomycine, vinblastine, dacarbazine
ac	avant les repas (ante cibum)
Ac	anticorps
ac	acide
acc.	accouchement
ACD	acidocétose diabétique
ACDC	acide chénodésoxycholique
ACDM	Association canadienne dystrophie musculaire
ACG	auto-contrôle de la glycémie
ACJ	arthrite chronique juvénile
ACP	analgésique contrôlé par le patient
ad	jusqu'à
Ad lib	à volonté (ad libitum)
Add	ajouter
ADH	hormone antidiurétique (antidiuretic hormone)
adm	admission
Ag.	antigène
AGE	acide gras essentiel
AgNO$_3$	nitrate d'argent
AGP	adénopathie généralisée persistante
AHQ	Association des hôpitaux du Québec
AIC	adjoint(e) infirmier (ère) chef
AINS	anti-inflammatoire non stéroïdien
AIT	accident ischémique transitoire
alb	albumine
Alc.	alcalin
Alim.	alimentation
all.	allaitement ou allergie
ALT	alanine aminotransférase (sgpt)
Amino	aminophylline
amp.	ampoule
AMPc	adénosine monophosphate cyclique
ANA	*American Nurses Association*
ANADI	Association nord-américaine du diagnostic infirmier
anest.	anesthésie

ANR	apport nutritionnel recommandé
ant.	antérieur ou antécédent
Anté	avant
Anti-HAV	anticorps contre le virus hépatite A
aorto.	aortographie
APGAR	test du nouveau-né : pouls, respiration, tonus, réflexes, coloration
approx.	approximativement
APQ	Association des psychologues du Québec
APS	*American Pain Society*
APSAC	Complexe activateur plasminogène-streptokinase ani soyle
APTT	temps de céphaline activée
aq	eau
Aq. dist.	eau distillée
Aq. pura	eau pure
AQTC	Association québécoise des traumatisés crâniens
AR	affections rhumatismales
ARN	acide ribonucléique
art. pulm	artère pulmonaire
artério.	artériographie
artic.	articulation
ASG	autosurveillance de la glycémie
ASLO	antistreptolysines
ASP	antigène spécifique prostatique
ASPEN	American Society of Parental and Enteral Nutrition
AST	aspartate aminotransférase
Atbx	antibiothérapie ou antibiotique
ATCD	antécédents
ATG	globuline antilymphocyte
ATP	angioplastie transluminale percutanée ou triphosphate d'adénosine
AUDC	acide ursodésoxycholique
aug.	augmenter ou augmentation
auj.	aujourd'hui

AV	auriculo-ventriculaire
AVAC	accouchement vaginal après césarienne
Ax.	axillaire
AZT	azidothymidine

B

B	bacille
B.B.	bébé
B.B.D. ou G.	bloc de branche droit ou gauche (arythmie cardiaque)
B.B.G.C.	bloc de branche gauche complet
B.C.G.	bacille Calmette-Guérin (vaccin anti-tb)
B.D.P.	bronchodysplasie pulmonaire
B.K.	bacille de Koch (tuberculeux)
B.S.	bonne santé ou bien-être social
B.S.P.	bromesulfonephtaléine
B.U.N.	blood urea nitrogen (azote uréique du sang)
B.W.	Bordet-Wassermann (réaction de)
Ba	baryum
Bact	bactérie, bactérien ou bactériologie
BAV	bloc auriculo-ventriculaire
BEG	bon état général
bénéf.	bénéficiaire
bid	2 fois par jour (bis in die)
bil.	bilatéral
bis	deux fois
Bol. iv	bolus intraveineux
Bouf.	bouffée
BPCO	bronchopneumopathie chronique obstructive ou pneumopathie chronique obstructive
bpm	battements par minute
Bq	becquerel
Brady	bradycardie
Bx	biopsie

C

°C	degré Celsius
C	coulomb
c̄	avec (cum)
C et A	culture et antibiogramme
C...	cervicale (n° de la vertèbre ou de la racine)
C.A.	canal artériel ou centre d'accueil
C.A. privé	centre d'accueil privé
c.a.d.	cuillerée à dessert (7,5 ml)
C.A.H.	centre d'accueil d'hébergement
C.A.R.	centre d'accueil de réadaptation
c.a.s.	cuillerée à soupe (15 ml)
c.a.t.	cuillerée à thé (5 ml)
C.A.V. (C)	cathéter canal atrio-ventriculaire (complet)
C.A.V. (P)	cathéter canal atrio-ventriculaire (partiel)
c.-à-d.	c'est-à-dire
c.c.	centimètre cube
C.C.V.T.	chirurgie cardiovasculaire thoracique
C.E.P.I.	candidate à l'exercice de la profession d'infirmière
C.F.	cœur fœtal
C.gl	culot globulaire
C.H.	céphalhématome ou centre hospitalier
C.H. privé	centre d'hébergement privé
C.H. Psy.	centre hospitalier psychiatrique
C.H.C.D.	centre hospitalier de courte durée
C.H.L.D.	centre hospitalier de longue durée
C.H.S.C.D.	centre hosp. de soins de courte durée
C.H.S.L.D.	centre hosp. de soins de longue durée
C.H.S.P.	centre hospitalier de soins prolongés
C.I.	cystite interstitielle
C.I.M.	classification internationale des maladies

C.L.S.C.	centre local de services communautaires
C.M.	cystographie mictionnelle
C.O.	contraceptifs oraux
C.P.K.	créatinine phosphokinase
C.P.K.-MB	créatinine phosphokinase et son iso-enzyme
C.P.P.	coagulogramme simple (plaquettes), temps de prothrombine, temps de céphaline
C.P.S.	compendium des produits et spécialités pharmaceutiques
C.R.S.S.S.	conseil régional de santé et services sociaux
C.S.M.Q.	comité de la santé mentale du Québec
C.S.S.	centre des services sociaux
C.S.S.T.	Commission de santé et sécurité au travail
C.U.	contraction utérine
C.V.	cardiovasculaire ou champ visuel ou capacité vitale
C+A	culture + antibiogramme
C1	première vertèbre cervicale
C2	deuxième vertèbre cervicale
Ca	calcium
ca	cancer
CAE	conduit auditif externe
CAF	cytoxan, adriamycin, fluorouracile
CAI	conduit auditif interne
cal.	calorie
caps.	capsule
carto.	cartographie
Casf	conseil des affaires sociales et de la famille
cath.	cathétérisme
cc	pendant le repas (cum cibum)

CCAH	Conseil canadien d'agrément des hôpitaux
CCK-PZ	cholécystokinine-pancréozymine
CCNI	comité consultatif national de l'immunisation
CDC	centers for disease control
CDMP	Conseil des médecins, dentistes et pharmaciens
CEA	antigène carcino-embryonnaire (carcinoembryogenic hormone)
CEC	circulation extracorporelle
cerv.	cervical
césar.	césarienne
Cf.	référez-vous à
CFC	chlorofluorocarbures
cg	centigramme
CGMH	concentration globulaire moyenne en hémoglobine
chir.	chirurgie
chir. gén.	chirurgie générale
Chol.	cholestérol
cholangio.	cholangiographie
CHU	centre hospitalier universitaire
CHUL	centre hospitalier de l'Université Laval
CHUM	centre hospitalier de l'Université de Montréal
CHUS	centre hospitalier de l'Université de Sherbrooke
chx	chimiothérapie
CIA	communication interauriculaire
CII	Conseil international des infirmières
CIV	communication interventriculaire
CIVD	coagulation intravasculaire disséminée
CK	créatine kinase (sérique)
CK-MB	créatine kinase (muscle and brain)
Cl	chlorure

cm	centimètre
CMF	cytoxan, méthotrexate, fluorouacile
CMV	cytomégalovirus
co ou comp.	comprimé
CO_2	gaz carbonique
coag.	coagulation, coagulogramme
Coag.I.V.D.	coagulation intravasculaire disséminée
coll.	collyre
cons.	consultation
cons. ext.	consultation externe
CPAC	combinaison pressurisée antichoc
CPRE	cholangio-pancréatographie rétrograde endoscopique
CPT	cholangiographie percutanée transhépatique
CQRS	Conseil québécois de la recherche sociale
Cr	créatinine
CREST	calcinose, phénomène de Raynaud, atteinte de l'œsophage, sclérodactylie et télangiectasie
CRF	capacité résiduelle fonctionnelle, corticolibérine
CRIDEAT	Centre régional d'informations, de démonstration et d'évaluation des aides techniques
CSB	centre de synchronisation du bulbe
cult	culture
CUT	capacité vitale totale
CVF	capacité vitale forcée
cyto.	cytologie

D

d	jour
D et C	dilatation et curetage
D.	droit
D...	dorsale (n° de la vertèbre ou de la racine)
D.+ E.	dilatation et extraction

D.C.	débit cardiaque, décibel
D.C.M.	dommage cérébral minime
D.C.P.	disproportion céphalo-pelvienne
D.C.T.	vaccin contre diphtérie, coqueluche, tétanos
D.E.	droit externe (muscle)
D.F.P.	dystocie fœto-pelvienne ou disproportion fœtopelvienne
D.G.	diabète gestationnel
D.I.	droit interne (muscle), diabète insipide
D.I.U.	disposition intra-utérin
D.L.V.	détroit latéral gauche
D.M.	détroit moyen, dernière menstruation, dermatomyosite
D.M.C.	déficit moteur cérébral
D.P.A.C.	dialyse péritonéale ambulatoire continue
D.P.C.A.	dialyse péritonéale continue ambulatoire
D.P.J.	Direction de la protection de la jeunesse
D.P.N.	dyspnée paroxystique nocturne
D.P.P.N.I.	décollement prématuré du placenta normalement inséré
D.R.S.	douleur rétrosternale
D.S.C.	département de santé communautaire
D.S.I.	direction des services infirmiers
D.S.M.	diagnostic and statistical manual
D.S.P.	directeur des services professionnels
D.T.	delirium tremens
D.T.G.V.	dextro transposition des gros vaisseaux
D.V.C.	dérivation ventriculo-cave
D.V.L.	dilatation voies lacrymales, déficit du volume liquidien
D.V.P.	dérivation ventriculo-péritonéale
D1	première vertèbre dorsale

D2	deuxième vertèbre dorsale
D5 %E	dextrose 5 % dans l'eau
D5 %NS	dextrose 5 % nacl 0,9 % (normal salin)
DAST	test de dépistage de la toxicomanie
dB	décibels
DCD	décédé
DCOP	dossier du client orienté vers les problèmes
DDM	date des dernières menstruations
DEM	débit expiratoire maximal
Deon	déontologie
DEP	débit expiratoire de pointe
Dept.	département
DES	diéthylstilbestrol
Dext. (x %)	dextrose (x %)
Diab.	diabète ou diabétique
Diab. I	diabète insulinodépendant
Diag.	diagnostic (que)
Diam.	diamètre
Diam.B.P.	diamètre bipariétal
Diast.	diastole
DICS	syndrome du déficit immunitaire combiné sévère
DID	diabète sucré insulinodépendant
Die	une fois par jour
Dig.	digestion, digestif
Digito	doigt
Dil.	diluer, dissoudre, dilater
Diplo	double ; diplopie, diplocéphale
DME	débit maximal expiratoire
DMO	densité minérale osseuse
DNID	diabète sucré noninsulinodépendant
Dos.	dosage
Doul.	douleurs
DPA	date prévue de l'accouchement
DPCC	dialyse péritonéale continue cyclique
Dr	docteur
DRN	détresse respiratoire du nouveau-né
Drt.	droit

ds	dans
DS	diabète sucré
DSP	débit du soluté primaire
DT	tétanos
DTA	démence sénile type Alzheimer
DTC	diéthyldithiocarbamate
DU	densité urinaire
Dx	diagnostic (que)
Dypsie	soif ; polydipsie
DZ	hétérozygote
E	
E.C.T.	électroconvulsivothérapie
E.col.	escherichia coli
E.E.S.	entraîneur électrosystolique (pacemaker)
e.g.	exemple (exempli gratia)
E.I.C.C.	extraction intracapsulaire de la cataracte
E.N.D.	étiologie non déterminée
E.N.G.	électronystagmographie
E.O.G.	électro-oculographie
E.P.	embolie pulmonaire
E.P.M.	électrophysiologie médicale
E.R.G.	électrorétinographie
E.S.	effets secondaires
E.S.A.	extrasystoles auriculaires
E.S.A.G.	examen sous anesthésie générale
E.S.J.	extrasystoles jonctionnelles
E.S.N.	extrasystoles nodales
E.S.S.V.	extrasystoles supraventriculaires
E.S.T.	exsanguino-transfusion
E.S.V.	extrasystoles ventriculaires
E.T.	ésotropie, endotrachéal
E.U.D.	étude urodynamique
EBV	virus d'Epstein-Barr
ECG	électrocardiogramme
ECGE	ecg avec effort
echo.	échographie

ECMO	oxygénation extracorporelle par membrane
ECN	entérocolite nécrosante
ECT	électrochoc
EECNB	échelle d'évaluation du comportement néonatal de Brazelton
EEG	électroencéphalogramme
EFF.	effacement (obstétrique)
EITQ	early infancy temperament questionnaire
ELISA	titrage avec immunoadsorbant lié à une enzyme
élix	élixir
EMG	électromyographie (gramme)
Emla	mélange eutectique d'anesthésiques locaux
emuls	émulsion
endosc.	endoscopie
envir.	environnement
EOA	émissions otoacoustiques
Eosin.	éosinophile
épisio.	épisiotomie
épith.	épithélium
Eq.	équivalent
EQMF	enregistrement quotidien des mouvements fœtaux
ergo, ergoth.	ergothérapie
ERV	entérocoques résistant à la vancomycine
Erythr.	érythrocytes
ESBI	eau stérile bactériostatique injectable
ESI	eau stérile injectable
EtOH	éthanol ou éthylisme
EVL	excès du volume liquidien
ex.	examen, exemple
Ex.	hors ; externe, extérieur, exemple
ex. aq.	dans l'eau (excipient aqueux)
ex. phys.	examen physique
exer.	exercice

exp.	expiration
ext.	externe, extrait

F

°F	degré Fahrenheit
f	fonction
F.	fèces
F.A.	fibrillation auriculaire, trou anionique
F.A.N.	facteur antinucléaire
F.I.D. ou g	fosse iliaque droite ou gauche
F.I.V.	fécondation in vitro
F.K.	fibrose kystique
F.L.	formule leucocytaire
F.L.P.	fissure labio-palatine
F.M.	fœto-maternel
F.O.	fond d'œil
F.P.	fonction pulmonaire
F.R.	fréquence respiratoire, facteur rhumatoïde
F.S.C.	formule sanguine complète
FAP	facteur d'activation des plaquettes
FC	fréquence cardiaque
FDA	*Food and Drug administration*
Fém.	féminin
FIB	fosse iliaque bilatérale
FLAM	Association des grands brûlés
FRSQ	Fonds de la recherche en santé du Québec
FS	feuille spéciale, formule sanguine
Fx	fracture

G

g	gramme
G	gauche
G.A.P.	gravida, para, aborta
G.A.T.	grossesse à terme
G.B.	globules blancs
G.C.	gonadotrophine chorionique
G.E.	gastro-entérite
G.Ect	grossesse ectopique
G.G.T.	gamma-glutamyltransférase

G.H.	hormone somatotrophine (de croissance)
g.i.	gastro-intestinal
G.R.	globules rouges
g.u.	génito-urinaire (système reproduction et élimination)
GAC	Guide alimentaire canadien
GAG	grand pour l'âge gestationnel
GARE	grossesse à risque élevé
gastro. antéro.	gastro-entérologie
gaz art.	gaz artériels
GEP	gastrostomie endoscopique percutanée
GIFT	transfert intratubaire de gamètes
Glyc.	glycémie
GMP	guanosine monophosphate cyclique
Gr	gram
gr	grain
gte	goutte
GVL	greffe par rapport à leucémie
GVO	garder veine ouverte
Gy	gray
gyn.	gynécologie (que)
H	
h	heure
H.A.D.	hormone antidiurétique, hôpital à domicile
H.A.I.V	hyperalimentation intraveineuse
H.A.P.O.	hyperaction des petits obliques
H.A.P.T.	hyperalimentation parentérale totale
H.B.S.Ag	antigène australien hépatite B
H.D.H.	hémorragie digestive haute
H.G.	hyperémèse gravidique
H.G.P.I.V.	hyperglycémie provoquée intraveineuse
H.I. (d, g, b)	hernie inguinale (droite, gauche, bilatérale)
H.I.C.	hypertension intracrânienne
H.L.A.	antigène d'histocompatibilité

H.M.A.	histoire de maladie actuelle
H.S.D.	hématome sous-dural
H.S.V.	virus de l'herpès simplex
H.T.A.	hypertension artérielle
H.T.P.	hypertension portale
H.U.	hauteur utérine
HAG	hyperplasie adrénogénitale congénitale
HAT	hystérectomie abdominale totale
HAV	virus hépatite A
Hb	hémoglobine
HBP	hypertrophie ou hyperplasie bénigne de la prostate
HC	hormone de croissance (somatotrophine)
HCG	hormone gonadotrophine chorionique
HCO_3	bicarbonate
HCS	hormone lactogène placentaire
HDL	lipoprotéine de haute densité
helmin	ver ; antihelminthique
héma	sang
hémi	moitié, demi
HG.P.O.	hyperglycémie provoquée par voie orale
HGPI	hyperglycémie provoquée par i.v.
HiB	hemophilus influenza de type B
HRR	test de Hardy-Rand-Rittler
hs	au coucher (hora somni)
HSC	Hôpital du Sacré-Cœur de Montréal
HT	hématocrite, hypertrophie, hormone thyréotrope
HVD	hypertrophie ventricule droit
HVG	hypertrophie ventricule gauche
I	
I&D	incision et drainage
I.C.	intracardiaque
i.c.	entre les repas (intercibum)
ICD	insuffisance cardiaque droite

i.d.	in die, tous les jours
i.e.	c'est-à-dire (id est)
I.E.T.	intubation endotrachéale
I.M.C.	indice de masse corporelle
I.myoc.	infarctus du myocarde
I.N.T.	intubation nasotrachéale
I.O.T.	intubation orotrachéale
I.P.	inflammation pelvienne, intrapéritonéale
I.P.P.B.	voir R.P.P.I.
I.R.A.	iode radioactif
I.R.C.	insuffisance rénale chronique
I.S.T.	intubation stomotrachéale
I.U.	intra-utérin
I.U.V.	dispositifs intra-utérins
I.V.A.	interventriculaire antérieur
Ia	intra-artériel
ICC	insuffisance cardiaque congestive
ICD	insuffisance cardiaque droite
ICG	insuffisance cardiaque gauche
ICIS	Institut canadien d'information sur la santé
ID	intradermique
id	le même (idem)
IDM	infarctus du myocarde
IF	immunofluorescence
Ig	immunoglobuline (IgA, IgE, IgD, IgG, 1gM)
IGHB	immunoglobuline spécifique anti-hépatite B
IGR	immunoglobuline antirabique humaine
IGS	immunoglobuline sérique
IGT	immunoglobuline antitétanique
IM ou im	intramusculaire
IMA	infarctus aigu du myocarde
IMAO	inhibiteur de la monoamine oxydase
imp.	important
in	dans

inc	incontinence
inf.	infirmière
inf. aux.	infirmière auxiliaire
ing.	inguinal
ing. exc.	ingesta et excréta
inh.	inhalation
inhal.	inhalothérapie ou inhalothérapeute
inj.	injection
INR (RIN)	rapport international normalisé
insf.	insuffisance
insf. AO	insuffisance aortique
insf. card.	insuffisance cardiaque
insf. coro.	insuffisance coronarienne
insf. resp.	insuffisance respiratoire
insf. V.B.	insuffisance vertébro-basilaire
insf. V.G.	insuffisance ventriculaire gauche
inter	entre
intra	dedans
Ion, iono	ionogramme
IPAG	insuffisance de poids pour l'âge gestationnel
IR	intrarectal
IRA	insuffisance rénale ou respiratoire aiguë
IRC	insuffisance rénale ou respiratoire chronique
IRM	imagerie par résonance magnétique
irr.	irrégulier
irrig.	irrigation
ITS	infection transmise sexuellement
ITSS	infection transmise sexuellement et par le sang
IV	intraveineux
IVG	interruption volontaire de la grossesse
IVRS	infections des voies respiratoires supérieures

J

J	jour, joule
jbe	jambe

K

°K	degré Kelvin
KCl	chlorure de potassium
kg	kilogramme
KI	iodure de potassium

L

l	litre
L.A.	liquide amniotique
L.A.L.	leucémie aiguë lymphoblastique
L.C.H.	luxation congénitale de la hanche
L.C.R.	liquide céphalo-rachidien
L.D.H.	lacticodéshydrogénase
L.E.	lupus érythémateux
L.H.	hormone lutéinisante
L.O.	lavement opaque
L.S.	lombo-sacré, lobe supérieur
L.T.H.	hormone lutéotrope
L1	première vertèbre lombaire
L2	deuxième vertèbre lombaire
lab.	laboratoire
LANL	leucémie aiguë non lymphoblastique
laparo.	laparotomie
lat	latéral
LAT	lidocaïne, adrénaline, tétracaïne
lav. B.	lavement baryté
lb	livre
LC	locus de contrôle
LDL	lipoprotéine de basse densité
LEC	liquide extracellulaire
LED	lupus érythémateux disséminé
LES	lupus érythémateux systémique
LET	lidocaïne, épinéphrine, tétracaïne
Leuc.	leucocytes
LIC	liquide intracellulaire
lig.	ligament, ligature
LIO	lentille intraoculaire
liq.	liquide
Lith.	lithiase
Lkcs	leucocytes

LLA	leucémie lymphoblastique aiguë
LLC	leucémie lymphoïde chronique
LMA	leucémie myéloblatique aiguë
LMC	leucémie myéloïde chronique
LMP	leucoencéphalopathie multifocale progressive
LSQ	langage des signes québécois
lux	luxation
Lymph. Ly.	lymphocytes

M

m	mètre
m̂	même
m et s	matin et soir
M.A., m. act.	maladie actuelle
M̂.A.B.	maladie affective bipolaire
M.A.U.	maladie affective unipolaire
M.B.	métabolisme basal
M.B.D.	dommage cérébral minime
M.C.V.	maladie cardiovasculaire
m.d.	médecin
M.F.	mouvements fœtaux
M.H.	membrane hyaline
M.I.	membres inférieurs
M.I.D.A., P., T.	mento-iliaque droite antérieure, postérieure, transverse
M.I.G.A., P., T.	mento-iliaque gauche antérieure, postérieure, transverse
M.L.D.	médio-latéral droit
M.N.E.	multiple neuro-endocrinopathie
M.O.	moelle osseuse
M.P.	miction perdue
M.P.O.C.	maladie pulmonaire obstructive chronique
M.R. (A,S,)	membranes rompues (artificiellement, spontanément)
M.S.S.S.	ministère de la Santé et des Services sociaux
M.T.	membrane tympanique
M.V.	maladie vénérienne

M.V.D. ou G	murmure vésiculaire droit ou gauche
MAD	maintien à domicile
MAI	mycobacterium avium-intracellulaire
MAO	monoamine oxydase (enzyme)
MAS	ministère des Affaires sociales
mast.	mastectomie
mast. part.	mastectomie partielle
mast. rad. mod.	mastectomie radicale modifiée
MCAS	maladie cardiaque artériosclérotique
MCJ	maladie de Creutzfelt-Jacob
méco	méconium
méd.	médecin
méd. fam.	médecine familiale
mEq	milliéquivalent
mg	milligramme
micro.	microbiologie
MIF	mesure de l'indépendance fonctionnelle
ml	millilitre
mm	millimètre
mm.	minute
mmHg	millimètre de mercure
mmol	millimole
MOL	mouvements oculaires lents
Mon.	monocytes
MOPP	méchlorethamine, oncovin, procarbazine, prednisone
MOR	mouvements oculaires rapides
mouv.	mouvement
MS	membres supérieurs
MSD	membre supérieur droit
MSG	membre supérieur gauche
MSH	mélanostimuline hormone
MSN	mort subite du nourrisson
MTS	maladie transmise sexuellement (voir ITS et ITSS)
MTX	méthotrexate
Myélogr.	myélographie
MZ	monozygote

N

N	nombre de, normal
n.	nerf
N.A.	nécrose aseptique
N.B.	notez bien (nota bene)
N.G.C.	noyaux gris centraux
N.N.	nouveau-né
N.N.N.	nouveau-né normal
N.Po	rien par la bouche (nil per os)
N.R.	ne pas répéter (non repetatur)
N.T.	notes tardives
N.T.A.	nécrose tubulaire aiguë
N.V.	neurovasculaire
N.V.G.	nausées, vomissements de la grossesse
N°	nausées
n°	nombre, numéro
Na	sodium
NCI	néoplasies cervicales intraépithéliales
nég.	négatif
néo.	néoplasie
néphro.	néphrologie
neuro.	neurologie
Neutro.	neutrophile
NG	nasogastrique
NIH	National Institute of Health
nil	aucun, rien
NIP	néoplasie intraprostatique
Nitro.	nitroglycérine
NK	natural killer (cellules)
nmol	nanomole
non rép.	ne pas répéter
NPO	ne rien prendre par la bouche (nil per os)
NPT	nutrition parentérale totale
NS	chlorure de sodium 0,9 % (normal salin)
num.	numération

O

O et D.	ouverture et drainage
O.A.	occipito-antérieur, ostéoarthrose
O.A.D.	oblique antérieur droit
O.A.G.	oblique antérieur gauche
O.D.	oreillette droite
O.G.	oreillette gauche
O.I.	occipito-iliaque
O.I.D.A., T.	occipito-iliaque droit antérieur, transverse
O.I.G.P., T.	occipito-iliaque gauche postérieur, transverse
O.M.I.	œdème des membres inférieurs
O.P.	ordonnance permanente
O.P.A.D., G.	oblique postéro-antérieur droit, gauche
O.P.D., G.	oblique postérieur droit, gauche
O.T.	ordre téléphonique
O.V.	ordre verbal
O_2	oxygène
OAP	œdème aigu du poumon
obs.	observation
obst.	obstétrique
OD	œil droit (oculus dexter)
OE	otite externe
OG	œil gauche (oculus sinister)
OGD	œsophago-gastro-duodénoscopie
OH	alcool
OM	oreille moyenne
OMA	otite moyenne aiguë
omb.	ombilic
OMS	Organisation mondiale de la santé
on ou oz	once
ong.	onguent, pommade
op.	opération
opht.	ophtalmologie
ord.	ordonnance, ordinaire
ORL	oto-rhino-laryngologie (oreille, nez, gorge)

Orth.	orthopédie
Orthoph.	orthophonie
Orthopt.	orthoptique
OS	œil gauche (oculus sinister)
osm.	osmolarité
OU	dans chaque œil (oculus uterque)

P

P	périmètre, ponction, plasma, pouls, pression
P.A.	pression artérielle
p.a.	périmètre abdominal
P.A.B.A.	acide para-amino-benzoïque
P.A.B.F.	pontage aorto-bifémoral
P.A.F.	pontage aorto-fémoral
P.A.M.	pression artérielle moyenne
P.A.P.	pression artérielle pulmonaire
P.C.P.B.	pression capillaire pulmonaire bloquée
P.c.t.	ponction
P.E.	précautions élémentaires
P.E.E.	pontage fémoral externe
P.E.G.	pneumo-encéphalogramme
P.E.M.	possibilité d'enfant maltraité
P.E.S.S.	panencéphalite subaiguë sclérosante
P.E.V.	pyélographie endoveineuse
P.F.C.	plasma frais congelé
P.F.F.	pontage fémoro-fémoral
P.F.P.	pontage fémoro-poplité
P.G.P.	paralysie générale progressive
P.I.C.	pression intracrânienne
P.I.V.	pyélographie intraveineuse
P.L.	ponction lombaire
P.M.	après la mort (post mortem), polymyosite
P.M.C.	pontage mammo-coronarien
P.M.D.	psychose maniacodépressive
P.P.	après la naissance (post-partum)
P.P.A.G.	petit poids pour âge gestationnel

P.P.D.	purified protein derivative, test à la tuberculine
P.S.P.	phénolsulfonephtaléine (test de perméabilité rénale)
P.T.I.	purpura thrombocytopénique idiopathique ou plan thérapeutique infirmier
P.T.T.	temps de prothrombine
P.V.C.	pression veineuse centrale
P.Z.	protamine zinc (insuline)
PA	action prolongée
PAC	pontage aorto-coronarien
Pace M.	entraîneur électrosystolique (pacemaker)
$PACO_2$	pression partielle des gaz carboniques alvéolaires.
$PaCO_2$	pression partielle des gaz carboniques artériel
PAG	pression auriculaire gauche
pans	pansement
PaO_2	pression partielle de l'oxygène artériel
PAO_2	pression partielle de l'oxygène alvéolaire
Pap. (test)	test de papanicolaou
PAPD	pression artérielle pulmonaire diastolique
PAR ou PR	polyarthrite rhumatoïde
parapl.	paraplégique (gie)
path.	Pathologie
Pb	plomb
pc	après les repas (post cibum), périmètre crânien
PCA	pompe pour contrôle analgésique (acp)
PCG	pontage coronarien par greffe
PCM	point de choc maximal
PCO_2	pression partielle de gaz carbonique
PCP	pression capillaire pulmonaire

Pd	poids
pdr.	poudre
PDSB	principe de déplacement sécuritaire du bénéficiaire
péd.	pédiatrie, pédieuse
PEEP	pression positive en fin d'expiration
pelvi	pelvimétrie
PEP	pression expiratoire positive
Per os	par la bouche
perf.	perfusion
PERLA	pupilles égales, réagissant à la lumière et à l'accommodation
PES	problème, étiologie et symptôme
PG ou PGE	prostaglandine
PGC	pontage coronarien par greffe
PGE ou PG	prostaglandine
Ph	potentiel d'hydrogène, degré d'alcalinité ou d'acidité
pharm	pharmacologie
phys.	physique
physio.	physiothérapie
PIE	problème, intervention, évaluation
PII	plan d'intervention interdisciplinaire
pil.	pilule ou pneumonie interstitielle lymphoïde
PILRPTI	permission, information limitée, recommandations particulières, thérapie intensive (plissit)
PIO	pression intraoculaire
PJ	polyarthrite juvénile
PKU	phénylcétonurie
Pls	pouls
Plt	plaquettes
PM ou pm	après-midi (post meridiem)
pneum.	pneumologie
PNIA	Programme national d'information sur les antibiotiques
PO, p.o.	par la bouche, buccal (per os)
PO_2	pression d'oxygène

Poly neutr.	polynucléaires neutrophiles
pos.	positif
post.	postérieur
post-opératoire	après l'opération
Poup.	pouponnière
PPC	pneumonie à Pneumocystis carinii ou pression de perfusion cérébrale
PPE	pression positive expiratoire
PPS	problèmes prioritaires de santé
PPV	poliomyélite paralytique vaccin
PR	polyarthrite rhumatoïde
Pred.	prednisone
prém.	prématuré(e)
PRN, prn	au besoin (pro re nata)
Ps aerug.	pseudomonas aeruginosa
PSA	plaque simple de l'abdomen (rx) ou antigène spécifique de la prostate (test)
PSI	plan de services individualisés
PSR	pseudopolyarthrite rhizomélique
PSTI	plan de soins et de traitements infirmiers
psych	psychologie, psychiatrie
pt	patient
PT	plan de traitement d'une plaie ou temps de prothrombine
PTG	prothèse totale du genou
PTH	prothèse totale de la hanche, parathormones
Pulm.	pulmonaire
PvO_2	pression partielle de l'oxygène veineux
$PvCO_2$	pression partielle des gaz carboniques veineux
PVO	réhydratation par voie orale

Q

4.D.S.O.	quatre doigts sous l'ombilic
q	chaque (quaque)
q. ad.	en quantité suffisante, jusqu'à…

q.a.m.	chaque matin
Qd	chaque jour
qh	chaque heure
qhs	chaque soir
QI	quotient intellectuel
Qid	quatre fois par jour
QID	quadrant inférieur droit
QIG	quadrant inférieur gauche
qq	quelque
qs	autant que nécessaire
QSD	quadrant supérieur droit
QSED	quadrant supéro-externe droit
QSEG	quadrant supéro-externe gauche
QSG	quadrant supérieur gauche
quadr.	quadraplégique

R

R.A.	raison d'admission
R.A.A.	rhumatisme articulaire aigu
R.A.A.A.	résection anévrisme aorto-abdominal
R.A.A.T.	résection anévrisme aorto-thoracique
R.A.M.	rupture artificielle des membranes
R.A.N.	rien à noter
R.A.P.	rétrécissement de l'artère pulmonaire
R.A.S.	rien à signaler ou résection antérieure du sigmoïde
R.B.	repas baryté
R.C.	rythme cardiaque ou raison de la consultation
R.C.I.U.	retard de croissance intra-utérin
R.C.N.	rythme cardiaque normal
R.O.M.	réflexe ostéo-musculaire
R.O.T.	réflexe ostéo-tendineux
R.P.M.	réflexe photomoteur ou résidu post-miction ou rupture prématurée des membranes
R.P.P.I.	respiration à pression positive intermittente
R.R.R.	rythme respiratoire régulier
R.S.	rythme sinusal

R.V.	rendez-vous
R.V.M.	remplacement de la valve mitrale
R.V.P.A.P.	retour veineux pulmonaire anormal partiel
R.V.P.A.T.	retour veineux pulmonaire anormal total
R.V.U.	reflux vésico-urétéral
R.X	rayons X ou radiographie
RAMQ	Régie de l'assurance maladie du Québec
RAST	radioallergosorbent test, technique du rast, recherche de IgE sérique spécifique
RCITO	Registre canadien des insuffisances et des transplantations d'organes
RCR	réanimation cardiorespiratoire
rect.	rectal
Réf.	référence
rég	régulier
ren	renouveler
rép.	répéter
rés.	résident
resp	respiration
rf	réquisition faite
RGO	reflux gastro-œsophagien
Rh	facteur Rhésus
RIN (INR)	rapport international normalisé
RITQ	revised infant temperament questionnaire
RM	rupture des membranes
RMN	résonance magnétique nucléaire
RMP	relaxation musculaire progressive
ROEER	échelle d'évaluation de cicatrisation : rougeur, œdème, ecchymose (induration), écoulement, Rapprochement
ROFI	réduction ouverte de fracture avec fixateur interne
ROH	alcool

rot. ext.	rotation externe
rot. int.	rotation interne
RP	rhumatisme psoriasique
RRO	rougeole, rubéole, oreillons
RTU	résection transurétrale, réimplantation transurétrale
RTUP	résection transurétrale de la prostate
RTUTV	résection transurétrale de la tumeur vésicale
RVP	résistance vasculaire pulmonaire
Rx	ordonnance, traitement, rayons X
S	
S	sérum ou sacrée (n° de la vertèbre ou de la racine)
s	sans ou seconde ou semaine
S.A.	salle d'accouchement ou système auditif ou sans anesthésie ou spondylarthrite ankylosante
S.A.D.H.	sortie autour de l'hôpital autorisée
S.A.T.	sérum anti-tétanique
S.B.E.	excès de base standard (standard base excess)
S.C.D., G.	sous-clavière droite, gauche
S.C.V.	système cardiovasculaire
S.clav.	sous-clavière
S.D.	système digestif
S.D.R.	syndrome de détresse respiratoire
S.D.R.A.	syndrome de détresse respiratoire aiguë
S.E.P.	sclérose en plaques ou syndrome extrapyramidal
S.E.S.	stimulation électrosystolique
S.F.	souffle fonctionnel
S.F.S.A.	sortie de fin de semaine autorisée
S.G.U.	système génito-urinaire
S.H.P.	sténose hypertrophique du pylore
S.I.	soins intensifs ou sacro-iliaque
S.I.A.D.H.	sécrétion inappropriée d'a.d.h. (hormone antidiurétique)

S.I.D.A.	syndrome d'immunodéficience acquise ou sacro-iliaque droite antérieure
S.I.D.P.	sacro-iliaque droite postérieure
S.I.D.T.	sacro-iliaque droite transverse
S.I.G.A.	sacro-iliaque gauche antérieure
S.I.G.P.	sacro-iliaque gauche postérieure
S.I.G.T.	sacro-iliaque gauche transverse
S.interm.	soins intermédiaires
S.K.	streptokinase
S.M.S.N.	syndrome de mort subite du nourrisson
S.N.	signes neurologiques ou système nerveux
S.N.A.	système nerveux autonome
S.N.C.	système nerveux central
S.N.P.	système nerveux périphérique
S.N.V.	signe neurovasculaire
S.O.	salle d'opération
S.P.	sans particularité ou sommeil paradoxal
S.R.	salle de réveil ou système respiratoire
S.S.	souffle systolique
S.T.H.	hormone somatotrope
S.V.	signes vitaux ou système visuel
SAG	sous anesthésie générale
Sat.	saturation
Sat. O_2	saturation d'oxygène
SC, s/c	sous-cutané
SCAIC	Société canadienne d'allergie et d'immunologie clinique
SCAN	tomodensitométrie
scint.	scintigraphie
scope	cardioscope, moniteur cardiaque
SCT	syndrome de choc toxique
séd.	sédimentation
SFC	syndrome de fatigue chronique
Sg	sang ou sclérodermie

SGOT	transaminase glutamique oxaloacétique
SGPT	transaminase glutamo-pyruvique
Sic	ainsi, tel que présent
SIMAD	services intensifs et maintien à domicile
SIMDUT	système d'informations sur les matières dangereuses au travail
SIPA	service intégré pour personnes âgées en perte d'autonomie
sir.	sirop
SL	sublingual ou système locomoteur
SLA	sclérose latérale amyotrophique ou maladie de Lou Gehrig
SOAP	subjectif, objectif, analyse et plan
SOAPIE	subjectif, objectif, analyse, plan, intervention et évaluation
SOB	salpingo-ovariectomie bilatérale
SOD	salpingo-ovariectomie droite
SOG	salpingo-ovariectomie gauche
sol	solution
SPM	syndrome prémenstruel
SPU	service préhospitalier d'urgence
SR	libération continue (sustained release)
SRA	système réticulé activateur
SRO	solution de réhydratation orale
ss	semi, une demie
SSLA	Société de sclérose latérale amyotrophique ou maladie de Lou Gehrig
SSP	soins de santé primaires
SSPT	syndrome de stress post-traumatique
ST	ésotropie
Staph.	staphylocoque
stat	immédiatement ou première dose (statim)
SUD	saignement utérin dysfonctionnel
supp	suppositoire

susp	suspension
sym.	symétrique
Sympt.	symptôme
syst.	systole

T

T.A.P.	tachycardie auriculaire paroxystique
T.B.	tuberculose
T.C.	tumeur cérébrale
T.chr.	temps chronologique (grossesse)
T.D.	tube digestif
T.echogr.	temps échographique (grossesse)
T.en.T.	tube en T
T.F.	tétralogie de Fallot
T.F.P.	test fonction pulmonaire
T.G.V.	transposition des gros vaisseaux
T.o.	tension oculaire
T.O.	tomographie par ordinateur
T.O.T.	tube oro-trachéal
T.P.R.	température, pulsation, respiration
T.R.	toucher rectal
T.S.	temps de saignement ou travailleur de la santé ou travailleur social
T.S.H.	thyréostimuline, hormone thyréotrope
T.T.N.N.	tachypnée transitoire du nouveau-né
T.T.T.	tuberculin time test (épreuve de ia tuberculine)
T.V.	toucher vaginal
T°	température
T1	épreuve du fonctionnement thyroïdien
T1, T2, T3	trimestre (grossesse)
T3	triiodothyronine
T4	tetra-iodo-thyronine
TA	tension artérielle ou tronc artériel
Tab.	tablette
TAC	tétracaïne, adrénaline, cocaïne
Tachy.	tachycardie
Tachy. A .P.	tachycardie auriculaire paroxystique

Tachy. S .V.	tachycardie supraventriculaire
Tachy. V.	tachycardie ventriculaire
TACO	tomodensitométrie : tomographie axiale calculée par ordinateur
TAP	tissu adipeux brun
TBG	thyroglobuline
TCC	traumatisme cranio-cérébral
TDM	tomodensitométrie
Tens. V.	tension veineuse
TEP	tomographie par émission de positions
TGMH	teneur globulaire moyenne en hémoglobine
THS	traitement hormonal de substitution
tid	3 fois par jour
tjrs	toujours
TMP/SMZ	triméthoprime-sulfaméthoxazole (antibiotique)
Tn	tympan
TNG	tube nasogastrique
TNM	classification : tumeurs cancéreuses (t, tumeur primaire, n, extension des ganglions, m, métastases)
TOC	troubles obsessionnels compulsifs
TOD	tension oreille droite
TOG	tension oreille gauche
top.	topique
TPA	streptokinase et activateur du plasminogène tissulaire
TPP	thrombophlébite profonde
tr.	trouble
TRA	troubles réactionnels de l'attachement
trachéo.	trachéotomie
Trait.	traitement
TRH	thyrostimuline hormone
Trig.	triglycérides
TRM	trauma
TSV	tachycardie supraventriculaire

Tube N.G.	tube nasogastrique
Tube N.T.	tube nasotrachéal
Tube O.T.	tube orotrachéal
TVC	tension veineuse centrale
TVO	tenir veine ouverte
TVP	thrombose veineuse profonde
Tx	traitement ou transplantation

U

µ	micron
U	unité ou urine
U.C.	urgence cardiaque ou unité coronarienne
U.C.S.I.	unité chirurgicale de soins intensifs
U.I.V.	urographie intraveineuse
U.S.	ultrasonographie
U.S.I.	unité de soins intensifs
U.S.P.	united states pharmacopeia ou unité de soins palliatifs
U.V.	ultraviolet
UI	unité internationale
Ulc.	ulcère
Urg.	urgence
Urol.	urologie

V

v	veineux
V...	vertèbre...
V.A.	voie abdominale ou véhicule ambulancier
V.D.	ventricule droit
V.D.R.L	venerial disease research laboratory (test qui diagnostique les maladies vénériennes)
V.G.	ventricule gauche
V.G.M.	volume globulaire moyen
V.R.S.	voie respiratoire supérieure ou virus respiratoire syncytial
V.S.	vitesse de sédimentation ou volume d'éjection systolique
V° ou vomiss.	vomissement

vag	vaginale
Valeur Gl.	valeur globulaire
VAR	varicelle (vaccin contre la)
VAS	échelle analogique visuelle
VCDH	vaccin cultivé sur cellules diploïdes humaines
VEM	volume expiratoire maximal
VEMS	volume expiratoire maximal durant la 1ʳᵉ seconde
VHA	vaccin contre l'hépatite A
VHB	vaccin contre l'hépatite B
VIH	virus de l'immunodéficience humaine (HIV)
virol.	virologie
Vit.	vitamine
VL	vente libre
VM	valve mitrale
VMA	acide vanillylmandélique
VMX	ventilation maximale volontaire
VNO	virus du Nil occidental
vol.	volume
VPI	vaccin antipoliomyélitique inactivé
VPPI	ventilation en pression positive intermittente
VRS	virus respiratoire syncytial
VSV	virus stomatite vésiculaire
VT	valve tricuspide
VVZ	virus de varicelle-zona

X

XL	extra-lente, action très prolongée

SYMBOLES CHIMIQUES

Ag	argent
$AgNO_3$	nitrate d'argent
Al	aluminium
Ba	barium
C	carbone
Ca	calcium
$CaCl_2$	chlorure de calcium
Cl	chlore
CO	monoxyde de carbone
Co	cobalt
CO_2	gaz carbonique (dioxyde de carbone)
Cr	chrome
Cu	cuivre
F	fluor
Fe	fer
H	hydrogène
H_2O	eau
H_2O_2	peroxyde d'hydrogène
HCO_3	bicarbonate
Hg	mercure
I	iode
K	potassium
Li	lithium
Mg	magnésium
$MgSO_4$	sulfate de magnésium
Mn	manganèse
N	azote
Na	sodium
NaCl	chlorure de sodium
$NaHCO_3$	bicarbonate de sodium
O_2	oxygène
P	phosphore
Pb	plomb
Ra	radium
Zn	zinc

SYMBOLES UTILES POUR LES NOTES AUX DOSSIERS

≠	différent de
>	supérieur à
<	inférieur à
≥	égal ou supérieur à
≤	égal ou inférieur à
♂	mâle, homme
♀	femelle, femme
Ø	pas de
c̄	avec
↑	augmenter
↓	diminuer
n	nombre de fois
± ou ≈	environ, à peu près
q	chaque
*	produit radioactif
+	positif
−	négatif
Ψ	psychisme
Δ ∧	changé, modifié
m̄	même

SIGLES DE CATÉGORIE DES MÉDICAMENTS

©	médicament contrôlé : inscrit par le pharmacien dans un registre à part
N	médicament assujetti à la loi des stupéfiants
Pr	médicament dispensé suivant l'ordonnance d'un praticien
®	marque déposée
*	médicament à l'état d'expérimentation

15
RACINES GRÉCO-LATINES

	Préfixes et suffixes	Exemple
A-:	absence de	anurie
An-:	manque de	anémie
Ab-:	éloignement, loin de	abduction
Acu-:	aiguille	acupuncture
Ad-:	près de, rapprochement, vers	adduction
Adén-:	glande	adénite
Adipo-:	graisse	adipeux
Aero-:	air	aérophagie
Agora-:	place publique	agoraphobie
Albi-:	blanc	albinisme, albinos
-algie:	douleur	névralgie
Allo-:	autre, différent	allophone
Alveol-:	alvéole	alvéolaire
Am-:	perte, privation	amnésie
Amnio-:	membrane du fœtus	amnios
Ana-:	avec, de bas en haut, en remontant, le contraire de, sur, vers le haut	anatomie anatoxine
Andro-:	homme	androgène
Angio-:	vaisseaux	angiosarcome
Ankylo:	frein	ankylose
Anté-:	avant, devant	anténatal
Anthropo-:	homme	anthropologie
Anti-:	action contraire, opposition	antitussif
Artério-:	artère	artériopathie
Arthr-:	articulation	arthralgie
-ase:	désigne les enzymes	oxydase
Asthma-:	respiration pénible	asthmatique
Athéro-:	graisse gélatineuse	athérosclérose
Auriculo-:	oreille	auriculotomie
Auto-:	par soi-même	autogreffe
Bactério-:	petit bâton	bactériophage
Bi-:	deux (fois)	bilatéral
Bin-:		binoculaire
Bio-:	vie	biopsie

	Préfixes et suffixes	Exemple
Bis-:		bisacromial
-blaste:	germe, cellule	myéloblaste
Blasto-:	germe, cellule	blastoderme
Bleph-:	paupière	blépharite
Brachy-:	court, peu élevé	brachypnée
Brady-:	lent, ralentissement	bradycardie
Bronch-:	bronche	bronchite
Calor-:	chaleur	calorie
Carcino-:	cancer	carcinologie
Cardi-:	cœur	cardiopathie
Carp-:	poignet (os du)	carpectomie
Cary-:	noyau	caryotype
Cata-:	dégradation, décomposition, chute, vers le bas	catabolisme
-cèle-:	hernie, descente	méningocèle
-centèse:	action de piquer	amniocentèse
Céphal-:	tête	céphalée
-céphale:	tête	anacéphale
Céru-:	cire	cérumen
Cervic-:	cou, col (de l'utérus)	cervicite
Chimio-:	chimie	chimiothérapie
Chol-:	bile	cholécystite
Cholédo-:	contient la bile	cholédoque
Chromat-:	couleur	chromatine
Chrono-:	temps, durée	chronomètre
-cide:	tuer	bactéricide
Circ-:	alentour, autour de, cercle	circonscision
Cirrh-:	roux (couleur)	cirrhose
Claudi-:	boiter	claudication
Claustro-:	lieu fermé	claustrophobie
Cleid-:	clavicule	sterno-cléido-mastoïdien
Cœli-:	abdomen, cavité abdominale, ventre	cœlioscopie
Colo-:	gros intestin	colostomie
Colpo-:	vagin	colposcopie
Copro-:	excrément, fèces	coproculture

	Préfixes et suffixes	Exemple
-cor :	pupille	isocorie
-coque :	grain, bactérie arrondie	pneumocoque
Corona- :	couronne	coronaire
Cortico- :	écorce	corticosurrénal
Crani- :	crâne	cranioplastie
-crine :	sécréter	endocrine
-crite :	séparé	hématocrite
Cuti- :	peau	cutiréaction
Cyan- :	bleu	cyanose
Cyst- :	vésicule, sac, vessie	cystite
-cyte :	cellule, globule	érythrocyte
Cyto-,	cellule, globule	cytologie
Dactyl-,	doigt, orteil	dactylomégalie
-dactyl :	doigt, orteil	syndactylie
Dé- :	au dehors de, en dehors de, hors de	défécation
-démie :	peuple	épidémie
Derm- :	peau	dermatose
Di-,	à travers, complet,	dialyse
Dia- :	intermédiaire, qui sépare	diaphragme
-dipsie :	sécheresse	polydipsie
Dors- :	dos	dorsal
Dys- :	anomalie, difficulté, douloureux, gêne, trouble de	dysphagie dystrophie
Eco- :	environnement, demeure	écologie
-ectasie :	dilatation	bronchiectasie
Ecto- :	hors de, à l'extérieur, en dehors, externe	ectoderme
-ectomie :	excision	splénectomie
Ego- :	moi	égocentrisme
Embol- :	caillot (sang)	embolie
-émèse :	vomissement	hématémèse
-émie :	sang	urémie
Endo- :	à l'intérieur de, dans	endoscopie
Entér- :	intestin	entérocolite
Épi- :	à la surface de, sur, au-dessus de, extrémité	épiderme épicardite

	Préfixes et suffixes	Exemple
Épisio- :	périnée	épisiotomie
-ergie :	action, travail, effets	synergie
Erythro- :	rouge	érythème
-esthésie :	sensation, perception	anesthésie
Etio- :	cause, principe	étiologie
Eu- :	bien, bon	euphorie
Ex- :	à l'extérieur de, en dehors	exophtalmie
Exo- :	de, hors de, externe	
Extra- :	à l'extérieur de, en dehors de, hors de, supplémentaire	extracorporel extrasystole
Fébri- :	fièvre	fébrile
Fongi- :	champignon	fongicide
-fuge :	chasser	vermifuge
Galacto- :	lait	galactose
Gastr- :	estomac	gastrotomie
-gèn :	gène, hérédité	immunogène
-genèse :	formation, production	spermatogénèse
Gér- :	vieillard, vieillesse	gériatrie
Géronto- :	vieillard, vieillesse	gérontologie
Gingiv- :	gencive	gingivite
Gloss- :	langue	glossite
Gluc- :	glucose, sucre	glucose
Glyc- :	glucose, sucre	glycémie
Gonad- :	action d'engendrer, glande sexuelle	gonadotrophine
-gramme :	écriture	encéphalogramme
-graphie :	écrire, dessiner	aortographie
Gravid- :	gestation, grossesse	gravidique (état)
Gynéco- :	femme	gynécologie
Hémi- :	à moitié	hémiplégie
Hémo- :	sang	hémodialyse
Hépat- :	foie	hépatectomie
Hétéro- :	différent	hétérozygote
Histo- :	tissu	histologie
Homéo- :	de même nature, semblable	homéopathie

	Préfixes et suffixes	Exemple
Homo-:	de même nature, semblable, pareil	homozygote
Hydro-:	eau, liquide	hydrocéphalie
Hygro-:	humide	hygrométrie
Hyper-:	trop, surplus, au-dessus	hyperglycémie
Hypno-:	sommeil	hypnose
Hypo-:	en dessous, manque	hypoglycémie
Hystér-:	matrice, utérus	hystérectomie
-iatre:	médecin	pédiatre
Idio-:	particulier à, propre à	idiopathique
Im-:	dans	implant
In-:	à l'intérieur, négation	injection incolore
Inter-:	entre, dans l'intervalle	intercostaux
Intra-:	à l'intérieur, en dedans	intraveineux
Isch-:	arrêter, empêcher	ischémie
Iso-:	égal	isocorie
-ite:	inflammation	amygdalite
Kali-:	potassium	kaliémie
Kerat-:	corne, la cornée	kératite
Labi-:	lèvre	labial
-lalie:	parler, parole	écholalie
-lalo:	parler, parole	lalopathie
Laparo-:	flan, cavité abdominale	laparoscopie
Leuco-:	blanc	leucocyte
Lip-:	graisse	liposoluble
Lith-,	pierre	lithiase
-lith:	pierre	
-logie:	science, discours, parole	cytologie
Logo-:	science, discours, parole	logorrhée
Lymph-:	eau, lymphe	lymphangiome
-lyse:	destruction, dissolution	hémolyse
Macro-:	grand, volumineux	macrocéphalie
-malacie:	mou	ostéomalacie
Mamm-:	mamelle, glande mammaire, sein	mammographie
-mano:	peu, dense, pression	sphygmo-manomètre

	Préfixes et suffixes	Exemple
Mast- :	mamelle, glande	mastite
-mastie :	mammaire, sein	gynécomastie
Méga- :	géant, de très grande taille	mégacôlon, splénomégalie
-mégalie :	géant, de très grande taille	
Mén- :	mois, menstruation	ménopause
Més- :	au milieu, partie moyenne, intermédiaire	mésoderme
Meta- :	modification, transformation, postérieur, qui suit	métabolisme
-métr :	utérus	endométriose
-métrie :	mesure	optométrie
Micro- :	petit, retard de développement	microcéphale
-mnès :	mémoire, souvenir	anamnèse
-mnésie :	mémoire, souvenir	amnésie
Mono- :	seul, isolé	monoparental
Morpho- :	forme	morphonucléaire
-morphe :	forme	polymorphe
Muco- :	visqueux, muqueux	mucoïde
Multi- :	beaucoup, plusieurs	multipare
Myco- :	champignon	mycose
Myél- :	moelle	myéloblaste
-myél :	moelle	ostéomyélite
Myo- :	muscle	myopathie
Narco- :	narcotique, sommeil, somnifère	narcomanie
Natr- :	sodium	natrémie
Nécro- :	mort, cadavre	nécrophobie
Néo- :	nouveau	néoplasme
Néphr- :	rein	néphrectomie
Neur- :	nerf	neurologie,
Nevr- :	nerf	névralgie
Nucléo- :	noyau	nucléoprotéine
Nyct- :	nuit, nocturne	nycturie
Ocul- :	œil	oculiste

	Préfixes et suffixes	Exemple
Odont- :	dent	odontologie
Olfact- :	odorat	olfactométrie
Oligo- :	peu nombreux	oligurie
-ome :	gonflement, tumeur	fibrome
Onco- :	cancer, masse, tumeur	oncologue
Ophtalm- :	œil	ophtalmologie
-opie :	vue	myopie
-orchi- :	testicule	cryptorchidie
Ortho- :	droit, normal	orthopédie
Osté- :	os	ostéite
Ot- :	oreille	otoscope
Ovo- :	ovule	ovocyte
Pan- :	en totalité	pancréatite
Para- :	à côté de, auprès de, autour	paramédical
-pare :	engendrer, accoucher	multipare, sudoripare
Parthéno- :	vierge	parthénogénèse
-pathie :	maladie	cardiopathie
-pause :	cessation, arrêt	ménopause
Péd- :	enfant	pédiatrie
-pèle :	peau	érysipèle
Pelvi- :	bassin	pelvimétrie
-pénie :	pauvreté	leucopénie
-pepsie :	digestion	dyspepsie
Péri- :	autour	péricarde
-pexie :	fixation	hystéropexie
-phagie :	manger	dysphagie
Phago- :	manger	phagocyte
-phasie :	élocution, parole	aphasie
-philie :	ami de, qui tend vers	hémophilie
Phléb- :	veine	phlébite
-phobie :	crainte, peur	claustrophobie
-phrén :	intelligence, pensée	schizophrénie
Pil- :	poil	pilosité
Plagio- :	oblique	plagiocéphalie
-plasie :	développement, formé	dysplasie
-plastie :	réparer, restaurer	mammoplastie

	Préfixes et suffixes	Exemple
-plégie :	paralysie	hémiplégie
Pleur- :	plèvre	pleuroscopie
-pnée :	respiration, souffle	dyspnée
Pneumo- :	poumon	pneumopathie
Podo- :	pied	podologie
-poïèse :	faire, produire	hématopoïèse
Polio- :	gris	poliomyélite
Pollaki :	souvent, fréquemment	pollakiurie
Poly- :	beaucoup, nombreux, exagéré	polyurie
-por :	cavité, pore	ostéoporose
Post- :	après, derrière, qui suit	post-opératoire
-praxie :	action, pratique, activité	chiropraxie
Pré- :	avant, devant, qui précède	prématuré
Pro- :	en avant	prophylaxie
Proct- :	anus	proctalgie
Proto- :	premier, primitif	protozoaire
Pseudo- :	tromper, faux, similaire	pseudoblepsie
Psych- :	âme, esprit	psychotique
-ptose :	chute, descente	blépharoptose
-ptysie :	crachement	hémoptysie
Pyél- :	cavité, bassinet	pyélonéphrite
Pyo- :	pus	pyodermite
Pyro- :	feu	pyromane
Rachi- :	épine dorsale, colonne vertébrale	rachianesthésie
Rect- :	rectum	rectorragie
Retro- :	postérieur, en arrière, vers l'arrière	rétroversion
Rhino- :	nez	rhinorrhée
-rragie :	rupture, écoulement	hémorragie
-rrhée :	couler, écoulement	diarrhée
-rythmie :	mouvement	arythmie
Salping- :	trompe	salpingectomie
Sapro- :	pourri	saprophyte
Sarc- :	chair, muscle, tissu	sarcoplasme
Schizo- :	séparer, division	schizophrénie

	Préfixes et suffixes	Exemple
Sclér- :	dur, raide, fibreux	sclérodermie
-scopie :	examiner	otoscopie
Séb- :	sébum, suif	séborrhée
Septi- :	corrompu, infecté	septicémie
Septo- :	cloison	septotomie
-sidéro :	fer	hémosidérose
Somat- :	corps	somatique
spasme- :	convulsion	spasmodique
Sperm- :	semence	spermatozoïde
Sphygmo- :	pouls, pulsation	sphygmo-manomètre
Spin- :	épine, colonne vertébrale	spinal
Splén- :	rate	splénomégalie
-stase :	arrêt, stabilisation	hémostase
Stén- :	étroit	sténose
-sthénie :	force	asthénie
Stétho- :	poitrine	stéthoscope
-stomie :	bouche, ouverture	colostomie
Sub- :	en-dessous, sous	sublingual
Sud- :	sueur	sudoripare
Supra- :	au-dessus, par-dessus	supraventriculaire
Sur- :	au-dessus, en haut, en plus, excès	surdosage
Syn- :	avec, ensemble	synergie
Tachy- :	rapide, accélération	tachycardie
-taxie :	ordre, classification	ataxie
Tétra- :	quatre	tétraplégique
-thanasie :	mort	euthanasie
-thél :	mamelon	thélite
-thérapie :	soin, traitement	physiothérapie
-thermie :	chaleur	hyperthermie
Thermo- :	chaleur	thermorégulation
Thrombo- :	caillot	thrombophlébite
Toc- :	accouchement, travail	tocodynamomètre
-tomie :	section, amputation, coupure, incision	laparotomie
Tone :	effort, tension, tonus musculaire	atone

Préfixes et suffixes		Exemple
Toxico- :	poison	toxicologie
Traché- :	trachée	trachéostomie
Trans- :	à travers, au-delà	transplantation
Tri- :	trois	triploïde
-trop :	tendance, direction,	gonadotrope
-troph :	nourriture, croissance, développement	dystrophie
Tuss- :	toux	antitussif
Ultra- :	au-delà	ultrason
-urie :	urine, miction	polyurie
Valgu- :	déviation, en dehors	valgus
Varu- :	déviation, en-dedans	varus
Verm- :	ver	vermifuge
Xéno- :	étranger	xénogreffe
-zéma :	bouillir, éruption	eczéma
Zoo- :	être vivant, animal	zoomanie
-zygo :	joint, uni	homozygote

Bibliographie

BALL, J. et R. BINDLER. *Soins infirmiers en pédiatrie*, Montréal, Éditions du Renouveau pédagogique, 2003.

BRÛLÉ, M. et L. CLOUTIER, *L'examen clinique dans la pratique infirmière*, Montréal, Éditions du Renouveau pédagogique, 2001.

BRUNNER, SUDDARTH, B. BARE et S. SMELTZER. *Soins infirmiers – Médecine et chirurgie*, vol. 1 à 6, Montréal, Éditions du Renouveau pédagogique, 2006.

COLLECTIF, *Examens et épreuves diagnostiques*, Montréal, Décarie éditeur, 2001.

FORTINASH, K. et P. A. HOLODAY-WORRET. *Soins infirmiers : Santé mentale et psychiatrie*, Montréal, Éditions Beauchemin, 2003.

GARNIER, M. et J. DELAMARE. *Dictionnaire illustré des termes de médecine*, Paris, Maloine, 2004.

LADEWIG, P., M. LONDON, S. MOBERLY et S. OLDS. *Soins infirmiers en périnatalité*, 3e éd., Montréal, Éditions du Renouveau pédagogique, 2003.

LEWIS, S. M., M. M. HEITKEMPER et S. R. DIRKSEN. *Soins infirmiers : Médecine-chirurgie,* vol. 1 à 4, Montréal, Éditions Beauchemin, 2003.

ORDRE DES INFIRMIÈRES ET INFIRMIERS DU QUÉBEC. *Le plan thérapeutique infirmier. La trace des décisions cliniques de l'infirmière*, Montréal, OIIQ, 2006.

POTTER, P. et A. PERRY. *Soins infirmiers. Cahier des méthodes de soins*, 2e éd., Montréal, Éditions Beauchemin, 2005.

SOUCY, S. *Cahier de terminologie médicale*, Montréal, Éditions du Renouveau pédagogique, 2007.

TURGEON, J., A.-C. BERNARD-BONNIN, P. GERVAIS *et al.* (dir.), *Dictionnaire de thérapeutique pédiatrique Weber*, 2e éd., Montréal, Gaëtan Morin éditeur, 2007.

Site internet

GOUVERNEMENT DU CANADA, Santé Canada, *Guide alimentaire canadien 2009*, [En ligne], 2009, www.santecanada.gc.ca/guidealimentaire. (Page consultée le 27 juillet 2009.)

GOUVERNEMENT DU CANADA, Santé Canada, *Lignes directrices canadiennes pour la classification du poids chez les adultes*, [En ligne], 2003,www.hc-sc.gc.ca/fn-an/nutrition/weights-poids/guide-ld-adult/weight_book_tc-livres_des_poids_tm-fra.php. (Page consultée le 27 juillet 2009.)

GOUVERNEMENT DU CANADA, Agence de la santé publique du Canada, *La surveillance des infections transmissibles sexuellement et par le sang (ITSS) au Canada*, [En ligne], 2009, www.phac-aspc.gc.ca/std-mts/stbbi-itss-fra.php. (Page consultée le 19 mars 2010.)

MINISTÈRE DE LA SANTÉ ET DES SERVICES SOCIAUX DU QUÉBEC, *Calendrier vaccinal 2009*, [En ligne], 2009, www.msss.gouv.qc.ca/sujets/santepub/vaccination. (Page consultée le 27 juillet 2009.)

MINISTÈRE DE LA SANTÉ ET DES SERVICES SOCIAUX DU QUÉBEC, *Orientations ministérielles relatives à l'utilisation exceptionnelle des mesures de contrôle : Contention, isolement et substances chimiques*, [En ligne], 2009, publications.msss.gouv.qc.ca/acrobat/f/documentation/2002/02-812-02.pdf. (Page consultée le 27 juillet 2009.)

MINISTÈRE DE LA SANTÉ ET DES SERVICES SOCIAUX DU QUÉBEC, *Loi sur les services de santé et les services sociaux*, Chapitre S-4.2, [En ligne], 2009, www2.publicationsduquebec.gouv.qc.ca/dynamicSearch/telecharge.php?type=2&file=/S_4_2/S4_2.html. (Page consultée le 27 juillet 2009.)